世紀病毒

不該爆發的全球大流行病，
以及如何防止下一場浩劫。

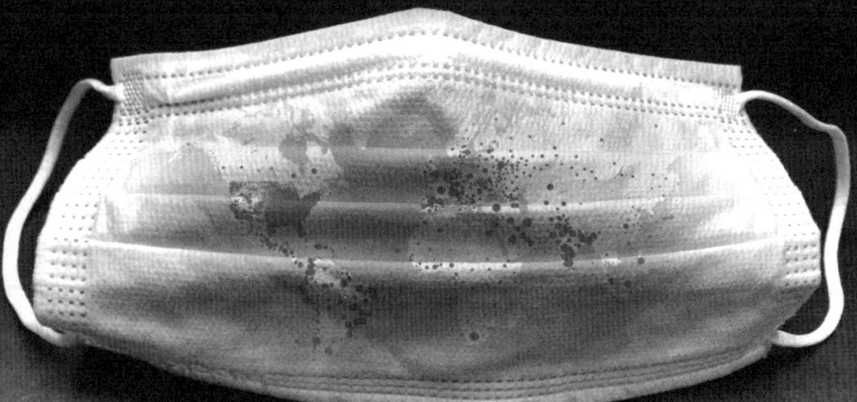

COVID-19

The Pandemic That Never Should Have Happened and How to Stop the Next One

黛博拉．麥肯齊——著

Debora MacKenzie

譯——謝佩妏、黃薇菁

專文推薦

與COVID-19病毒共存是危機，也是轉機

賴明詔

當我在一九七〇年代開始病毒學的研究時，病毒學正沐浴於一段黃金時期，天花病毒幾乎被根除，而小兒麻痺疫苗解除了全球父母親的夢魘，其他剩餘的病毒好似不是科學家的對手，遲早會被解決。諾貝爾獎得主 Sir Macfarlane Burnet 因而不鼓勵醫學生研究流行病學傳染病，說「這裡面沒有什麼東西」；另一位諾貝爾獎得主 David Baltimore 在一次演講時用過這樣的標題：Is poliovirus dead? 雖然這是對病毒學還算正面的看法，但也反映當年科學家的自信，相信他們可以解決所有病毒的問題。

但這份自信很快就瓦解了，因為科學家發現各種病毒（特別是 RNA 病毒）經常不斷地在自然界和人類及其他病毒互動而產生變異，所以新的病毒如愛滋病毒、茲卡病毒不斷出現，而舊的病毒如登革熱病毒、伊波拉病毒也不斷在改變基因，讓人類束手無策。又如 HIV，原以為疫苗即刻可製造，但至今 HIV 已經歷了四十多年沒有疫

苗的日子，可見病毒是與人類旗鼓相當的對手。

近幾年來，威脅人類的新興病毒或舊有病毒更是層出不窮，如伊波拉、尼帕（Nipah），以及幾個和貧富沒有直接關係的呼吸性傳染病，包括流行性感冒（influenza）、SARS（嚴重急性呼吸道症候群）、MERS（中東呼吸症候群），還有最近出現的成員COVID-19（新型冠狀病毒肺炎）等等，都引起不同程度的流行。由於傳染病的流傳不需要護照即可跨國界，我們必須有跨國的機構來調整規範交通，而到目前為主，世界衛生組織（WHO）一直在負責這些整合的工作，但從這次COVID-19的經驗，我們可以看出世衛組織受到從不同面向來的政治干擾，效率不佳。近來美國甚至宣告將退出該機構，將使它雪上加霜，必須重新整合。

一個流行病可以對人類、國家社會造成巨大影響，COVID-19是最佳例子。COVID-19的爆發到執筆今日剛好是八個月，即使疾病本身還沒有達到過去幾個大瘟疫的致死率，例如一九一八的西班牙流感，但現在交通資訊發達，全球是一村，以致於一處的災難可即刻造成全球經濟、政治、社會、交通（尤其航空）、教育等每個行業的極大震盪。有些影響是直接的，有些則是間接的心理影響，資訊的便捷反而造成社會的恐慌。如何從這個深淵爬出來，將考驗每個政府單位、非政府機構及個人的努力與合作。

在這樣的背景下，本書作者 Debora MacKenzie 寫了這一本調查文學。作者用她自己親身的經驗及與學界訪問的紀錄，為 COVID-19 的來龍去脈做了詳細的解說。MacKenzie 以三十年的科學記者經驗，從歷史上幾個重大傳染病的脈絡討論起，到最近的新冠病毒，她客觀報導，但也提出親身的經驗內幕，並以臺灣成功防疫做見證。集合科普、新聞和偵探一步步深入追蹤、探索提出問題。書中提到的人物，有些是我個人過去的學生（Ralph Baric），更覺親切。

與 COVID-19 病毒共存是危機，也是轉機。COVID-19 帶給地球村許多災害，但從這本書，我們得到了許多寶貴的經驗。臺灣從二〇〇三年的 SARS 防疫戰學到當年我們的防疫知識、設備、人才都不足，政府溝通管道不順暢，這幾年的養兵千日，終於有今天 COVID-19 防疫的亮麗成績；這告訴我們，防疫如充實國防，平時無戰事是花錢養兵的時刻。在譯者流暢的文筆中，這些信息格外醒目，特以推薦。

本文作者為中央研究院院士、中國醫藥大學基礎醫學研究所講座教授

專文推薦

讓每個人對未來疫情防治都能盡一份心力

鄭守夏

過去數十年間，藉由全球貿易、經濟與旅遊的發展，造就了「國際地球村」一詞，而伴隨大量跨越國境的人群接觸而來的，還有傳染性疾病的快速傳播，甚至造成全球大流行。二〇二〇年初開始的新冠肺炎（COVID-19）疫情，對地球村居民造成巨大而深遠的影響，至今尚未見消退，除了受感染者已經超過三千萬人，死亡人數即將達到百萬人的重大災情，更造成邊境封鎖、國際交流驟減、醫療體系崩盤、產品供應鏈斷線等問題，讓人不得不正視這個疫情的嚴重性。

相較於許多歐美與亞洲國家，臺灣受疫情衝擊的程度是相對輕微的，到目前為止，確診與死亡案例都遠比二〇〇三年SARS時期來得少，即使有配戴口罩與社交距離的規範，民眾的日常生活似乎沒有受到太大的干擾，剛開學不久的校園內也是充滿學生的活力歡笑。為什麼這次臺灣可以將疫情控制得這麼好呢？原因可能很多，有人說是我們在SARS疫情期間學到了重要的防疫經驗，讓疫情指揮中心可以很有效率的運作；有人說是因為我們最早進行與中國大陸的邊境檢疫與封鎖；有人說我們已經習慣配戴口罩，所以社區傳播容易受到控制，即使有疑似社區感染案例時，我們動員大量人力做到很完善的接觸者追蹤與隔離；有人認為是傳到臺灣的病毒株比較弱，甚至有人開玩笑稱因為臺灣有媽祖保佑！

從這次臺灣的防疫經驗來看，我認為中央流行疫情指揮中心展現了應有的專業領導與溝通能力，在疫情開始階段即擬定重要的防疫政策，不論是邊境檢疫、社區疫調、醫療體系備戰、防疫物資補給等等，都能有快速正確的決策。當然，地方政府各部門的全力協助與意見回饋，以及全體國民的高度配合，都是缺一不可的成功要素。雖然政府與學界之間對於入境全篩的意見不同，但是可以聽到各方不同的聲音，對防疫政策的適時修正仍有助益。

即使目前臺灣的防疫表現相當不錯，但是許多國家卻是災情慘重，包括英國與美國等工業化國家，也包括鄰近的日本和韓國，甚至防疫初期模範生的新加坡與紐西蘭，後來也都爆發社區傳染。究竟是防疫做得不好，還是這個新冠病毒太過狡猾，或者是大家對這個新疫情的突然到來根本還沒準備好？

這本《世紀病毒 COVID-19》是由一位資深的科學記者所撰寫，書中深入淺出地介紹病毒的特性與變異，包括所謂的「新興傳染病」，例如禽流感、新型流感、伊波拉病毒、SARS 到現今的新冠肺炎病毒，並且說明人類可以從這些疫病中學到經驗，但我們總是在疫情過後就忘了這些慘痛的教訓。書中也娓娓道來病毒在自然界的宿主之間的轉換，以及快速適應人類的免疫機制，讓它們可以繼續存活。

作者在書中最後語重心長地提出幾個給未來的借鑑，包括應該建立一個具有權威性且透明的全球疫情資訊系統、擴大新興傳染病的監測、聆聽科學家的示警與建議、減少政治的干預等等，作者也建議世界各國應採取聯合行動，建立一個有效率的協調平臺，用以加速疫苗、診斷技術與療法的研發及配送。

感佩本書作者詳述傳染性疾病從過往到現今，以及病毒從動物宿主到人類宿主，並詳細論述整個脈絡與方向，除可作為衛生防疫決策者的參考，更可使一般民眾清楚了解到新興傳染病的相關知識，建立民眾對於疾病與預防的相關概念，讓每個人對未來疫情防治都能盡一份心力。

本文作者為臺灣大學公共衛生學院院長

導讀

靜心回顧這段未到終點的漫長抗疫旅程

何美鄉

二〇二〇年，新冠疫情把人類帶上一個沒有地圖指引的旅程，前途充滿未知。

作者開宗明義，將此書獻給要竭力查出真相並力挽狂瀾的科學家與記者。是的，真相何其重要！尤其在新興疫情初發蔓延之際。作者以她與科學界多年第一手深度交往的脈絡與資歷，從新冠病毒，透視一世紀以來重要傳染病對人類可能的影響，從過去到未來。

在第一章，她就帶我們重回二〇一九年十二月，新冠疫情初發的武漢。原來市政府在十二月三十日就已發出不明肺炎救治通知，當時若能及早應變都還不算晚，但接著怎會一路走向疫情失控之路？

作者以一個問句「此全球疫情浩劫可被阻止？」為標題，剖析疫情進展與防疫策略之間交互錯綜之關係，卻傳達出「此浩劫是可以被阻止」的訊息。不過，這僅只於理論。在現實面，卻有諸多附加條件：防疫需要科學、科學研究與結果的公布不受政治干擾、疫情資料的收集依循科學方法、資料公布是透明的、疫情的控制需要人民與政府的互信與配合、意識形態不可凌駕專業等等。顯然，這些在二〇二〇年初的武漢都沒到位。後來，在很多國家也沒有完全到位。不過這也顯示了，新興傳染病麻煩之處就是「我們一直在學習，一直在犯錯」。（P75）

現在科學界已經很確定，新冠疫情絕不像SARS病毒一般，會快閃消失。它會持續蔓延，終點何時仍遙遙無期。病毒還有諸多待挖掘的未知，人類對防疫仍有犯錯及餘波待解決。此時，靜心回顧人類過往「依循或沒有依循」科學實證的所作所為對防疫功效的影響，也許有助於縮短往後漫長的抗疫旅程，或使旅程更為平穩一點。

新興感染症（第二章）

一個新名詞的誕生，一個新紀元的開始。

傳染病綿延不斷地塑造人類歷史。而人類文明的進展也對傳染病的發展形成兩個反向拉鋸的力量。一方面造就新興傳染病日益快速擴散的趨勢，從城市、區域，到全球的傳播；同時也讓既有傳染病對人類的健康危害大幅減低。

公元前四三〇至四二七年雅典瘟疫，奪走三分之一雅典人的生命。十四世紀的黑死病，奪走百分之三十至六十的歐洲人生命。二十世紀的傳染病更加進入全球性的傳播，一九一八年流感大流行，全球至少五千萬人喪命。這種擴張地域傳播的趨勢，在二十一世紀變本加厲，因為一半以上的世界人口居住於擁擠的城市（相對於一九五〇年的百分之二十），處處林立的醫院，都是傳染病傳播的熱點。加上人類跨國運輸的速度，讓一個傳染病不會絕對僅侷限於某國，每個傳染病都有全球性傳播的可能。此時，新冠病毒仍如火如荼在各地蔓延，每個人都能感受到什麼叫全球大流行！

二十世紀後半，醫學科技的進步，抗生素、疫苗、乾淨的飲水、衛生下水道分流、現代化的居家環境、農業工業的改革造就了充沛的食物與營養的提升等等，這些因素都大幅減低了既有傳染病對人類健康的威脅。這些因素也襯托出當代傳染病前輩伯內特（Burnet）在一九七二年（錯誤的）預測「未來的傳染病會單調乏味」（P88）的背景。

一九五〇至八〇年代，可說是傳染病防治成效的高峰期。世界衛生組織在一九八〇年正式宣布天花根除。接著八〇年代，傳染病學界一邊自我陶醉於科學應用的成就感，一邊卻也瀰漫著一種傳染病專科醫師可能被淘汰的危機感。這樣的危機似乎因一九八一年第一例愛滋病人首次在西方國家出現後逐漸有了轉機。八〇年代的傳染病醫學會年會，逐漸由討論危機轉移至扭轉危機的討論。傳染病醫學界透過對抗愛滋病毒的經歷，體會到新興病原隨時可能發生的危機，而且既有的傳染病原雖逐漸減少，卻也未全盤消失，隨時都有再浮現的可能。一個針對新興病毒的研討會於一九八九年五月在華府舉行，此歷史性的研討會也奠定了往後新興感染症在醫學界的重要地位，此正名程序，也很方便地為研究經費的分配設立特別名目。此後至今，新興感染症的防治也正式成為公共衛生界不可忽視的領域。

當然，新興感染症的重要性不是藉著學者的紙上談兵而突顯，事實上，一個接著一個新病原確實在二十一世紀接踵發生。二〇〇三年的SARS、二〇〇九年的H1N1流感，以及二〇一四至一六年西非的伊波拉大流行。這些傳染病有些共同特徵：源於動物、RNA病毒、跨宿主傳播、病癥極為嚴重。這些都是一再促進公衛界努力提早準備的動力，在第六章有討論。

冠狀病毒（第三章）

二十一世紀威脅人類的新霸主。

跨宿主傳播的案例可能多於我們的認知，尤其是一些致病性不高的病原。如既有的四種所謂「感冒冠狀病毒」何時第一次感染人類，不得而知，因為它們似乎悄悄地發生了。

229E 於一九六五年，一個研究人員在芝加哥分離出來的。

OC43 於一九六一年，美國 NIH 從一個病人的上呼吸道分離出來的。

HKU1 於二〇〇四年一月，從一個罹患肺炎的七十一歲男性患者肺部分離出來，他剛從深圳返回香港。

NL63 於二〇〇四年，從一個罹患支氣管炎的七個月大嬰兒的上呼吸道分離出來。

近年來臨床流行病資料的收集顯示，這些病毒其實普遍感染人類，是冬季上呼吸道感染的重要病原，也是導致肺炎病人需要住院的病原之一，其冬季高峰期在溫帶地區與流感重疊。經長期追蹤病人的研究顯示，免疫力並不長久，一個人可重複被感染。為何要討論這些病毒？因為其流行病學特徵可提供作為新冠疫情的參考基礎。

二〇〇三年 SARS 悄悄地在廣東造成上百人感染，以醫院院內感染為主，醫護人員的折損率相當可觀，但疫情及有關疫情的資訊仍侷限在中國。直到一位生病的醫生帶著病毒至香港，透過感染旅館其他住客而傳播至多國，並造成院內聚集感染，才有後續世衛的作為。SARS疫情在數個月後被控制，且根除病毒在人群中傳播，原因很簡單，每一感染者都發病，且只有發病後才具感染性，因此隔離政策非常有效。

另一冠狀病毒造成的嚴重呼吸道疾病稱作MERS，二〇一二年開始出現於造訪中東的人身上，與接觸駱駝有關。致死率高，但人傳人的效率低，唯一在韓國造成院內感染，最後仍得以控制。

這兩種呼吸道冠狀病毒，似乎是二〇二〇新冠疫情的前奏曲。全球而言，過往對這兩種病毒的研究，確實有助於二〇二〇年對新冠病毒及疫苗研究的進展，也在一些受影響過的國家發揮了防疫效果。但對大部分的國家來說，新冠疫情發生得太突然、太快、太出奇不意了。

新興感染病原的自然生態（第四章）

棲息在黑暗洞裡且在空中飛翔的蝙蝠，似乎距離人類很遙遠。但就演化分類，他與人類同屬哺乳動物（綱），這似遠亦近的演化生態關係，讓蝙蝠成為半世紀以來貢獻人類最多跨宿主感染的霸主。雖然已知蝙蝠與某些狂犬病毒、立百病毒（馬來西亞、南亞地區之人與豬的腦炎）相關，但這樣的認識，僅在二十一世紀才逐漸明顯。

自一九六七年伊波拉病毒出現後，科學界曾努力尋找其動物宿主，直到二〇一四年的西非大流行才有了蝙蝠的線索。看來伊波拉病毒可能可以直接感染人，不需中間宿主，過往只要有伊波拉疫情，其附近的大型靈長類動物的數目也會跟著減少，顯示黑猩猩等也是伊波拉病毒的受害者。

而二十一世紀，三個嚴重呼吸道感染病毒也都源於蝙蝠。二〇〇三年後多年，透過多個實驗室的跨國合作，才拼湊出蝙蝠是天然宿主，偶發跨物種傳播至野生動物，透過活禽畜市場內動物共籠的交叉感染，才提升了 SARS 病毒擴散的機率。

蝙蝠與冠狀病毒的研究，特別要歸功於一個研究計畫叫 PREDICT。PREDICT 是美國國際開發署（USAID）所制定的「新興大流行威脅」（Emerging Pandemic Threats, EPT）計畫的一部分，該計畫包括四個項目：預測（PREDIC）、因應（RESPOND）、鑑定（IDENTIFY）和預防（PREVENT）。PREDICT 項目旨在發現可能對人類健康構成威脅的新興傳染病原，PREDICT 的合作夥伴則將研究重點放在地理上的「熱點」，且最有可能攜帶人畜共通病原的野生動物，如蝙蝠、嚙齒類動物和非人類的靈長類動物。透過與生態健康聯盟（EcoHealth Alliance）的連結，在孟加拉、象牙海岸共和國、剛果共和國、中國、埃及、印度、印尼、約旦、賴比瑞亞、馬來西亞和泰國等國，協助提升在地能力並研究高風險野生動植物。這些建立在某些國家的實驗室已成為其唯一具檢測能力的實驗室。

此外，全球病毒體計畫（http://www.globalviromeproject.org/our-history）（P219）於二〇一八成立，這些以動物病毒為監測對象的計畫，目的要在十年間，找出並鑑定百分之九十九具有造成全球大流行潛力的人畜共通病毒，以作為預測、預防和因應未來可能威脅，可以的話，或更有企圖心地把病原圍堵於天然宿主。

什麼叫全球大流行？（第五章）

新冠疫情無疑是全球大流行，因為我們正在經歷它，更正確地說：痛苦地經歷它。一九一八的歷史烙印讓我們印象深刻，回頭看，那是一場世紀全球大流行。假如我們想要在大流行發生初期就有所作為，預防重大生命折損，那麼如何定義潛在的全球大流行就變得非常關鍵，實務面也是非常困難。

幾次人類處理流感大流行的過程，都是跌跌撞撞的。一九七八年二、三月美國的軍營中，出現了一些流感聚集感染，接著發現病毒與一九一八流感病毒極為相似。因著一九一八春天的一小波疫情，接著是秋冬的嚴峻疫情等前車之鑑，美國公衛界啟動了疫苗研發製造，並準備了全面施打的大計畫。後來疫苗做出來了，也施打數百萬劑，但一些疫苗施打者出現嚴重的不良反應導致計畫喊停，而預期的大流行一直沒有發生。可想而知，官員因此下臺，全國媒體撻伐公衛行政部門的喧嚷程度。

有了此次教訓，世衛專家團制訂了全球大流行前奏定義，簡單說：社區傳播的證據需跨洲。在二〇〇五年前後，高病原性 H5N1 禽流感在歐亞非大陸（因候鳥遷移是沿著海岸南北飛，美洲可免於 H5N1 影響）引發嚴重疫情，也有偶發禽傳人造成數百人高致死率的疫情。因此，全球大流行的準備能量逐漸累積，H5N1 人傳人雖沒發生，最後還是有機會使用於二〇〇九的 H1N1 豬流感疫情。H1N1 豬流感依定義就是全球大流行，疫苗上市並施打，一切似乎都順利進行，唯事後發現此 H1N1 病毒的致死率不高，世衛又被抨擊圖利疫苗廠商。

其實流感病毒因其基因的高突變率，且八段基因有與其他流感病毒互換的機會，使病毒的基因具高度變異性及可塑性，所以對於新病毒的流行病學特徵，每次都需一面控制疫情，一面研究才能知道。

流感病毒的基因也非常容易在實驗室被改變，研究人員利用阿拉斯加永凍層中死亡者身上殘留的病毒，解出了一九一八年病毒的基因序列。接著就用這些資訊來改造流感病毒，使原本是高致病性的 H5N1 禽流感病毒可有效感染哺乳類動物，並可有效互傳的屬性。這些經驗更突顯透明的實驗室安全管理的重要性。（P302）

預先的準備工作（第六章）

訂定全球大流行的防疫策略需具有全球性的宏觀角度，但執行面必須考量每一區域／國家本土民情文化的細節，才會成功。過往我們對全球大流行準備的模版，都是以新型流感為假想敵，科學界對流感病毒的了解是基於多年的研究成果。面對其他新興感染症所要應付的未知數，就變得非常複雜。

二〇一四至一六年的西非伊波拉大流行，公衛界面對著一個已經出現近四十年的傳染病，卻仍束手無策。這疫情激發了國際上幾個重要的行動，作者在不同章節都有提及，特別介紹如下：

一、世衛在二〇一六年決議，成立制訂研發疫苗與藥物的優先疾病藍圖的專家小組，列舉重要疾病並提估研發路徑的建議，之後每年更新。書中 P105-111 所提及的病毒都源於優先研發的疾病名單中。（世衛網站：https://www.who.int/activities/prioritizing-diseases-for-research-and-development-in-emergency-contexts）

二、流行病預防創新聯盟（Coalition Epidemic Preparedness Innovation）（P106、P114、P136、P211、P233、P240）是一若干國家政府與私人團體合夥的基金。二〇一五年開始策劃與募資，於二〇一七年成立於挪威首都。目的在於不分國界，依據上述世衛的優先疾病藍圖，贊助疫苗研發。它的網站首頁頗有對傳染病宣戰的架勢：我們要創造一個不再受新興傳染病威脅的世界。在二〇一七年開始贊助若干個疫苗研發計畫。二〇二〇年，三個創新疫苗技術平臺，亦即 RNA、DNA、病毒載體，有完成部分臨床試驗的階段，甚至有一個伊波拉病毒疫苗已取得美國的藥證。這些所謂創新平臺的特點，就是當新病原出現時可快速將此平臺（含法規路徑）應用於研發新病原的疫苗。此聯盟在新冠疫情初發之際的一月二十三日，就開始陸續與這些具有創新技術平臺的研究單位簽約，最重要的是承諾資助新冠病毒的疫苗研發。所以新冠病毒疫苗的研發，其法規路徑與資金都在第一時間到位，這是為什麼新冠病毒疫苗可以在病毒基因序列公諸於世的六十多天後，就進入臨床階段。流行病預防創新聯盟功不可沒。

三、抗藥性細菌生物製藥加速器（Combating Antibiotic Resistance Bacteria Biopharmaceutical Accelerator）（P242）是英國 Wellcome Trust 與美國衛生與公共服務部生物醫學先進研究與開發局（BARDA）之間的公共／私人合作夥伴關係。於二〇一六年七月啟動，旨在解決和改善抗藥性細菌的診斷和治療方面的研究，並強調創新藥物開發。

這些看似超前部署的疫苗或藥物研發計畫，對此次新冠疫情雖發揮了某種功能，但防治新興傳染病的策略與執行，遠超過疫苗所涵蓋的範疇。所以新冠疫情的快速蔓延仍造成全球公衛界一片混亂，可見什麼是對付新興病毒的上策，人類還再摸索。

其實為傳染病防治所進行的全球性協調工作已行之有年，世衛成立後所執行的第一個計畫，就是建立全球流感病毒株的監測系統，以利於疫苗的製備。

有關兒童疫苗的推廣使用，世衛也於八〇年代開始發揮功能，為較貧窮國家統籌購買當時兒童所需的六種基本疫苗。二〇〇〇年，更有比爾蓋茲之類的慈善家，成立全球疫苗推廣聯盟（P136、P238），即現在大家熟知的GAVI，目的在於發展孤兒疫苗（因市場考量，私人疫苗產業界不會發展的疫苗），旨在將公私部門聚集在一起，共同目標是使世界上最貧窮國家的兒童也能公平獲得新的疫苗。這些組織都在大流行時發揮其協調功能，有助疫苗的緊急採購與分配，至少現在也正與世衛、流行病預防創新聯共同承擔新冠疫苗的採購與分配。

大流行的準備大致都含有病原的監測或症候群之臨床監測、實驗室診斷能力、辨識新病原、防疫物資的儲備、應變能力等等。有些可透過國際協助，有些一定只能仰賴各個國家的運作。中國從SARS到新冠病毒的十多年間，其辨識新病毒的實驗能力已大幅提升，但流病資訊的流暢即時通報，卻仍與二〇〇三年相差無幾。《國際衛生條例》雖也大幅修訂過，仍沒能即時遏止新冠病毒快速的向外擴散。

複雜的全球性結構（第七章）

在錯綜複雜全球性結構的運作下，一些生命的頓時喪失所造成的後續影響，可能如骨牌效應般深遠與不可預期，就像新冠疫情對未來全球經濟的影響深不可測。二〇二〇年初，中國因新冠疫情而鎖國，讓人類頓時嚐到了中國工廠突然消失的滋味與代價。而當時僅只是中國受到疫情的影響，而且新冠病毒的致死率並不算高。設想，致死率高的病原造成真正全球大流行將是如何的場景，下場會是如何？傳染病學界有一些歷史案例支持病毒在進入新的宿主後，有可能演化得更溫馴，使致病性減弱的理論，但也有案例顯示病毒演化成致病性更強的病原。

自從二〇〇四年以來，因為H5N1（致死率約六成）禽流感的威脅，世衛制訂全球大流行需要準備的指引。各國依據指引訂定實踐的時間表。作者以英國此一先進國家為例，當時主政者都傾向於以極低的致死率來為H5N1大流行做準備（P268），因為準備大流行所付出的代價，在疫情未出現之前都顯得昂貴，而人類總是一再地疏忽歷史的教訓：疫情出現後，防疫所付出的代價都會遠遠高過整備預防的付出。這個討論看似在講錢，喔！不！在講的是人！誰是那支撐這全球性複雜體系的關鍵人物，會讓體系發生骨牌效應的瓦解都很難說呢！在這複雜的社會經濟結構中，一切講求節流的經濟效益，大流行損失的程度要發生時才計算得出來。

結語

如何預防下一場浩劫，較恰當的文字或許是，如何把潛在浩劫的危害降到最低。作者列出給未來的多項借鑑。其中有些非常創新，如建立一個權威系統，凝聚世界各國與國際組織，她舉了跨國共享的監測警示系統，一切雖符合監測的科學原理，即提升覆蓋率，但最大的絆腳石應是國與國之間的互信。雖說意識形態不該凌駕專業領域，但個人自由隱私等價值觀的差異，會大大阻礙防疫執行面系統的整合。有些借鑑是過往的改良版，或許較為可行。

不過此時，我們正生活在大流行對社會與經濟的破壞中，這場景還會持續一段時間。我們也不該放棄任何可能有助於脫離困境的建議。況且世界可能也無法回到以前我們所習慣的一切，海闊天空地去思考如何進行後疫情重建，也是一個好的選項。

於南港，二〇二〇年九月十九日

本文作者為中研院生醫所兼任研究員、健康服務與環保志工

目錄

第二章

新興病毒有哪些？為什麼會出現？ 085

人類開始大量群居之後，原本寄生於牲畜和其他寄生蟲的病原體開始侵襲人類。如今全世界的人口達到有史以來最高，我們再度面對病毒的新來源：野生環境。HIV就是一個好例子，但還有很多其他的病毒，特別是新冠病毒。

- 傳染病是人類最大的殺手 086
- 生命自會找到出路 092
- 應該優先提防的病毒清單 100
- 研發新興傳染病療法的難題 111

第三章

SARS, MERS——不能說這一切毫無預警！ 119

消滅SARS的勝利光芒背後有一道陰影。SARS病毒經過確認後，疫苗和抗病毒藥物的研發工作立刻展開，這些成果如今也被翻出來對抗新冠肺炎。但專家說，投入研究的資金二〇〇五年之後就告罄，原因正是SARS已經絕跡。由於研究暫停，累積的知識和工具也就有限。

121 ·病毒遲早會找上你身邊的人
128 ·從 SARS 疫情中學到的五個教訓
139 ·了解 MERS 的三個理由

第四章 不要怪罪蝙蝠 145

問題不在於蝙蝠，而是當牠們把病毒傳給人類時，我們卻讓病毒逃走。二〇一四年在西非，有隻蝙蝠把伊波拉病毒傳給一名人類小孩，最後導致成千上萬人被感染。新冠疫情最初也是一個或數個人類染上蝙蝠病毒，之後有幾千幾百萬人染疫。病毒人傳人才是問題所在。

148 ·我們不想傷害那些蝙蝠
154 ·不尋常的基因序列
162 ·為什麼是蝙蝠？
166 ·監控病毒和保護生態

第五章 從流感大流行看新冠肺炎之疫 173

許多我們憂心成為大流行的疾病就是這樣：不太嚴重，不然就非常嚴重。若能夠預測誰的風險特別高，將有助於保護這些人，也能告訴我們這些病毒到底如何導致無害或致命的疾病，如此一來我們才能設計更好的治療方式。

第六章 我們該如何對抗與因應疫情？

如果為了確保能夠反擊一個不太可能發生的核武攻擊，而值得每年投資四百九十億美元在上頭，對於一個愈來愈可能發生的全球大流行，我們當然也可以投資改善因應之道。

第七章
我們究竟會失去什麼？

讓我們處於風險的不只是我們彼此之間的連結性，還有我們的一致性，它不只展現於我們同為人類的生物特性，也展現於文化、飲食、意識形態、社交媒體、金融、消費主義、甚至我們使用的抗生素。

第八章
不該爆發的全球大流行，以及如何防止下一場浩劫

「綜觀歷史，這個世界面臨過極度的危機，而在危機過後永遠都有選擇。我們要執著於究責、補償，從而變得更分化？或者眾人一起學習，做出改變，重塑一個更團結與凝聚的世界？」

謹以此書向竭力查出真相並力挽狂瀾的科學家和記者致敬。

前言　一切早有預警

二〇一九年十一月，一隻尋常小蝙蝠身上的冠狀病毒不知如何傳到一名、甚或好幾名人類身上。這隻病毒剛好已經能夠人傳人，或者它的進化速度很快——冠狀病毒確實有此潛能。到了十二月，有一群人因為嚴重肺炎住進中國武漢市的醫院，而且不是流感引起的肺炎。

直到隔年一月二十日，中國才對外承認該病具有傳染力，而在此之前他們並未積極採取行動阻止新病毒擴散。當時武漢的病例已經增加許多，三天後為了控制疫情不得不封城，然而病毒早已擴散到全中國和其他國家。這種病毒被命名為SARS-CoV-2（新型冠狀病毒，簡稱新冠病毒），因為它跟二〇〇三年險些失控的SARS病毒很像。如各位所知，新冠病毒感染症被稱為COVID-19（新冠肺炎）：CO代表冠狀（corona），VI代表病毒（virus），D代表疾病（disease），19是該病爆發的年份。一般就直接稱這種病毒為冠狀病毒。

武漢封城之後三個月，全球約二十億人口也陷入某種形式的封鎖狀態。每個人、每個地方都可能感染病毒，但有效療法屈指可數，疫苗也難以在近期就能問世。

新冠肺炎影響了整個世界。這場全球大流行就像一隻大狗，把複雜又脆弱的人類社會咬在嘴裡甩來甩去。許多人因它而喪命，死亡人數持續增加，有些是因為不敵病毒，有些則是因為長期貧困、政治和經濟受創、醫療系統不堪負荷（這場疫病留下的後遺症）而倒下。我們社會的某些層面將因此惡化，有些或許會得到改善，但無論是哪一種，情況都將永久改變。

這段時間以來，鋪天蓋地的新聞報導、即時分析、令人心痛的第一線消息、改來改去的政府命令、新的醫學知識將我們給淹沒。此外，還有或許是史上最驚人的科學研究也大量且快速出現，全都設法要預知新冠疫情接下來的發展，找出減輕這場災難的方法。

以上這些大家都已經知道了。

儘管如此，我們還是要問：這場全球大流行怎麼會發生？畢竟現在已經是二十一世紀了，世上很多地方都有特效藥、抽水馬桶、電腦網路和跨國企業。人類已經不再死於瘟疫。

可悲的是，如今我們都知道事實不然。對於像我這樣靠寫文章探討疾病維生的科學記者來說，更教人難過的是，這場全球浩劫其實來得並不意外。科學家數十年來不斷提出警告，而且一次比一次急迫。然後我們這些記者再將他們的警告傳達給大眾：一場大流行病即將爆發，我們卻未做好準備。

我們怎麼會落到這步田地？簡而言之，地球上的人口愈來愈多，很多人為了求得溫飽和居住空間，對自然生態造成愈來愈大的壓力：這表示開墾窩藏新病毒的蠻荒地區，並以可能孕育疫病的方式增加食物產量。新冠肺炎、伊波拉和其他更可怕的傳染病，都源自人類對自然森林的破壞。令人擔憂的流感病毒和超級細菌（具抗生素抗藥性）來自家禽家畜。然而我們卻輕忽問題，未能投資種種有助於防治傳染病的建設，包括公共衛生、合理的工作與居住環境、教育制度。

當愈來愈多人湧入城市，全球貿易往來和旅遊活動日漸頻繁，各國比過去更加緊密相連之際，新病原對人類造成的衝擊也益形擴大。因此，一旦公衛系統崩潰，傳染病遍及各地，病毒便開始蔓延橫行。人類雖然有戰勝疾病的豐富經驗，但治理系統混亂無章、國際間缺乏專責機制，以及許多國家長期以來的貧窮問題都導致防線失守、疫情失控。

儘管如此，大家都知道我們需要什麼：深入了解可能大流行的傳染病、快速偵測爆發的新傳染病，以及找到及時因應的辦法。這些我都會在本書中一一探討。可惜截至目前為止，我們並未能在最迫切的時刻採取有效的策略。

早在二〇一三年，中美兩國各有實驗室投入研究一系列幾乎可以肯定就是新冠肺炎病源的蝙蝠病毒。他們立刻察覺其中的危險。一間實驗室稱這些病毒處於「大流行前」（**pre-pandemic**），「未來可能在人類社群中爆發」。另一間實驗室則表示，該病毒「依然是全球公共衛生的一大威脅」。

但當時並未採取任何行動。原本我們可以更深入了解那些病毒、研發疫苗、嘗試各種實驗和療法、研究這些病毒是如何傳給人類，並進一步將之撲滅。可惜什麼都沒有做。即便那時候威脅已經成形，卻沒有人認真以待並負起責任。

一旦這些病毒擴散全球，我們需要用來對抗它們的東西何其多。如今威脅成真，不用說你我都知道缺了什麼：檢測試劑、呼吸器、藥物、疫苗、醫護人員的防護裝備；還有利用檢疫和隔離的古老方法阻止病毒擴散的計畫、減輕經濟衝擊的方案、及時防堵病毒以期不需用到上述措施的各種方法。各路專家和政府已經密集討論如何防範大流行病將近二十年，我們卻還是沒有做好準備。

這類病毒過去和現在都不是唯一威脅人類的病毒，而我們對其他病毒同樣毫無防備。二〇一三年，科學家發現類冠狀病毒的那一年，我曾為《新科學人》（*New Scientist*）撰寫了一篇文章，文中描述我走訪彼時仍簇新的世衛組織指揮中心，並論及若引得人心惶惶的 H7N9 禽流感大流行起來會是何種光景：

> 按照目前的情況，世衛組織高層會在戰略指揮中心眼睜睜看著 H7N9 禽流感蔓延各地。屆時資訊將從各方湧入，死亡人數不斷增加。各國政府都會收到疫苗和藥物供不應求的回報。他們將發表聲明、召開簡報會、投入研究、要求大眾勤洗手和待在家。不過他們多半只能束手無策地看著這一切發生。（原注1）

很熟悉嗎？尤其是勤洗手和待在家的部分？

這不是要說我先知，因為我確實不是。其他記者和科學家也說了一樣的話，甚且說得更多。早在一九九二年，美國頂尖的傳染病學家們就警告政府留意「新興傳

染病」，並表示：「致病微生物……所造成的威脅將繼續存在，未來幾年甚至可能增強。」（原注2）

即便是出自科學家的口中，聽起來或許還是過於含蓄謹慎，因為他們擔心更強烈的語言會引來懷疑。多年之後，情勢幡然改變。

並非沒有人聽到這些警告。之後幾年，人們多少都抱持著「傳染病將會爆發」的心理準備。「瘟疫」成了常用的文化元素，在《危機總動員》、《全境擴散》、《我是傳奇》等電影中以不同的科學和娛樂比例呈現，連殭屍都出現了。也有人建立傳染病監測系統，擬定新的國際規約，投入各種病毒研究。少數國家還訂出全球大流行因應計畫，但都只是紙上談兵。實際上，當疫情爆發、封鎖開始時，不少地方馬上陷入瘋搶衛生紙的亂象。

最終當新冠肺炎來襲時，唯一真正令人意外的是，大多數政府竟然對於種種警告充耳不聞。人類竟然無法運用我們對疾病的相當理解來緩和這次的衝擊，更別提防範於未然。接下來我會解釋，其實我們確實做得到。我們至少可以做得比實際情況多更多。科學並未辜負我們，辜負我們的是政府的行動力——團結抵禦疫病的能力。

科學家們不只警告傳染病將造成的危害，也指出欠缺防備的危險。少數制訂防疫計畫的國家，也是以迥異於新冠病毒的流感病毒為對象。儘管如此，多數國家還是無法儲備或取得防疫成功必備的基本物資。如果這次肆虐全球的是流感，我不確定他們的因應方法會不會更有效。話說回來，流感大爆發只是遲早的事。

世界衛生組織明確指出遏止新冠病毒的方法，但很少國家全盤照做。少數國家示範了所有國家都可能達到的標準，其他國家卻只是選擇性地接受世衛的建議，以及／或者本國的科學與政治倡議。幾乎所有國家本來都可以更早控制疫情、減少損失；有些地方的封鎖效應和經濟衝擊都快跟疫情嚴峻程度不相上下。

但這些各位也都已經聽聞了。

因此，除了問這種事怎麼可能發生？另一個大問題是：這種事會再發生嗎？下次我們會比這次表現得更好嗎？兩個答案都是肯定的。有些貨真價實的防疫計畫已經就位，因為往後可能還有比新冠肺炎更可怕的大流行疾病。就算是新冠肺炎，也可能還留了一手。

首先，我們從病毒的角度來看看不久的未來。

在造成大量死亡和混亂失序後，到頭來世界上大多數人都會感染新冠病毒或接種疫苗，從此對同一種病毒免疫（但願如此），或至少是有一段時間免疫。病毒能傳染的人變少，新增病例逐漸稀落之後，或許它們就會默默消失，就跟同類病毒 SARS 一樣。二〇〇三年時，就是因為我們成功阻擋病毒擴散，SARS 才會絕跡。

或者病毒也有可能適應新的狀態。雖然新冠病毒不像某些冠狀病毒那麼易變，但這類的 RNA 病毒（核糖核酸病毒）可以快速演化。它跟流感病毒一樣，變異之後或許能躲過人體終於建立起來的免疫機制，重新掀起另一波全球浩劫，可能沒那麼致命，也可能更加致命。有種迷思認為，病毒適應人體之後會變得較溫和，這種想法令人安心卻並非事實。一切取決於病毒如何才能存活，所以兩種結果都有可能。這點稍後再述。

病毒也有可能擴散之後偶爾爆發，或許寄生在較脆弱的新生兒身上，變成另一種兒童流行病。

新冠病毒爆發之後就迅速蔓延。或許你已經聽說過各種可能的版本，但大體來說，傳染病受限於流行病學難以撼動的定量定律（quantitative law），沒有太多新花招可變。

儘管有時怵目驚心，我們仍應該感謝情況沒有更糟。新冠肺炎的死亡率並不高；執筆之際，我的猜測是它不若我們一開始害怕的那麼致命，但致死率或許還是比一般流感高十倍。SARS 比新冠肺炎致命十倍，幸好它從未學會像新冠病毒一樣快速擴散。幸運的話，新冠肺炎永遠不會變得像 SARS 一樣致命。試想，如果新冠肺炎的致命率是現在的十倍，情況會是何等慘烈。

此外，大多數人都已經知道一個殘酷的事實：死於新冠肺炎的人以年長者居多。比起失去還在工作和養兒育女的青壯年，失去老年人對社會和經濟造成的衝擊較小；我本身也屬年長，所以對此沒有任何不敬之意。但這樣的問題也會改變，再過一到三年，幸運的話，我們或許已經研發出能保護所有人的藥物和疫苗，包括老年人。

既然還有很多事情不夠明朗，為什麼要寫這樣的一本書？因為我們知道的事已經足以提出一些重要的觀察，趁所有痛苦仍記憶猶新時說出來，大家才聽得進去。

我要說的第一件事就是：這一切早在預料之中，而且很大程度是可以避免的。

說到預知，許多記者從一九九〇年代、甚至更早就提出傳染病可能爆發的警告，我只是其中之一。至少從二〇〇八年開始，美國國家情報總監（Director of National

Intelligence）就警告總統，一種致命的新呼吸道病毒是美國面臨最嚴重的威脅。二〇一四年，世界銀行和經濟合作暨發展組織（OECD，富裕國家組成的聯盟）就稱流行病為頭號災難性風險，甚至比恐怖主義還可怕。比爾．蓋茲多年來也不斷疾呼，我們尚未對抵禦流行病做好準備。

第二，這場瘟疫不會是最後一次。可能造成大流行的病原太多，根本無從預知下次會是哪一種。但在新冠肺炎爆發之前，我們就知道冠狀病毒是最可能大流行的病毒之一，它甚至列在世衛的觀察名單上。即使有這麼多預警，我們還是沒有努力研發可以對抗冠狀病毒（新冠病毒也是其一）的藥物和疫苗，不然疫情當前的此刻就能輕易調整並製造出來。其他對人類造成威脅的病毒也是一樣的狀況，例如H7N9及其同類病毒。這些都是我們現在就應該做的事。

此外，我們也得嚴肅制訂防疫計畫，在下一次傳染病爆發前做好準備。約翰霍普金斯大學彭博公共衛生學院（Johns Hopkins Bloomberg School of Public Health）的衛生安全中心是早已嘗試在做這件事的機構之一。他們有項工作是為假設的全球大流行進行電腦模擬以供政府官員演練。武漢剛爆出疫情的前一個月，他們進行了名為「事件二〇一」（Event 201）的演練，當時的假想病毒跟新冠病毒十分類似。我想不到有什麼例子比這更能說明「一切早有預警」。

值得強調的是，這樣的結果純屬巧合，那只是電腦模擬美國社會遭受虛擬病毒侵襲的「預想」狀況。之所以選擇冠狀病毒，部分是為了凸顯即使是相對溫和的病毒都破壞力十足。

他們成功了。模擬結果就是我們現在面臨的處境：醫療系統不勝負荷、全球供應鏈中斷、不必要的死亡、經濟受創，以及一群政府官員和企業主圍坐在一起，感嘆說：**如果事情就是會發生，我的單位／部門／公司也無能為力**。

負責編寫模擬劇本的人對這些官員們很客氣，或許這樣他們才坐得住一整個下午，不會嚇到趁著休息時間偷偷溜走，想要擺脫自己看到的事實。而此時此刻，世界上有更致命的病毒可能會引起全球大流行，並奪走更多青壯人口的性命。

信不信由你，但截至目前為止，我們算很幸運了——儘管這麼說對在這次疫情中失去或將要失去摯愛的人無法帶來多少安慰。

此外，新冠肺炎爆發前幾乎沒人知道，一場大瘟疫會對根據供需運作的人類社會造成何等影響，更不曉得疫情引發的經濟骨牌效應，會對緊密相連的全球網絡造成全面的衝擊。但我不確定現在有多少人真的理解這件事。

然而，我們應該記住的是，往後肯定還會有另一場全球大流行，而且可能比這次更嚇人。

所以我們必須比這次做得更好，我們也一定能夠做到。不幸中的大幸是，這次的新冠肺炎讓我們更知道該怎麼做。當下次病毒再度侵襲地球村時，我們不能再像這次一樣不知所措，也不能任由病毒打斷人類之間的連結，至少不能全部打斷。若我們能從這次疫情中學到什麼，那就是：面對傳染病時，我們必須團結一致。沒有國家能夠真正封鎖邊境或獨自抗戰，這是我們很早就學到的一大教訓。人類社會是一體的，承擔的風險亦然，當然也必須共同因應危機，彼此合作。

我並不認為等到疫情告一段落，我們就能更清楚地觀照這次事件。當病毒逐漸消失或疫苗出現之後，我們很有可能又會故態復萌，把經費花在增強軍備以及重振受到重創的經濟，而不是用來為下一波病毒做好準備。無論如何我們都必須從這次的災難中重新站起來，記取過去的抗疫經驗。我相信我們做得到。

眼前新冠肺炎仍是全球矚目的焦點。到目前為止，我們多少已經能夠歸納出這一切如何發生、發生的原因，還有更好的因應之道。許多科學家已經掌握要點，但願各國政府也是。但其他各行各業的人也必須思索這個問題，因為對抗疫病所需的改變，必須有大眾的理解才能達成。

任何傳染病爆發時，讓大眾知道實情（我們知道什麼、還不知道什麼）有其必要，不能因為擔心引起恐慌就隱瞞真相。然而每次傳出疾病這類壞消息時，各國政府和相關當局就會一再犯這種錯誤。

現在發生的事或許很可怕，但說出實情可以促使大眾採取有效的行動。有時候恐懼有其必要，所以人類才會有這種情緒。但也不一定要走到訴諸恐懼這個地步。這就是我們參與的時候。從這次的問題中學到經驗，避免下次再度犯錯。我們每個人都必須採取各種不同的政治行動。

愈多人了解我們該做什麼，目標就愈可能達成。參與投票、遊行、施壓，認識病毒學、公共衛生、護理、疫苗工程，甚或學習人際溝通。公民運動促成了愛滋病藥物的研發並讓價格變得親民。衛生觀念的推廣、疫苗接種普及化，以及戒菸宣導，也都得力於公民運動。

我們可以再次發揮公民的力量。我們也必須這麼做。

要追蹤新冠疫情的最新發展，或是分析各國政府或政治人物在防疫行動上犯了哪些錯，看新聞報導就能知道。未來幾年各式報導想必會源源不絕，我也會持續關注這些消息。

但在這本書裡，我要為大家提供一個全貌。我們將深入探討究竟發生了什麼事、有沒有可能阻止這一切，繼而回顧不遠之前的歷史，複習某些比這次疫情更驚人的致命自然現象從何而來。看看歷史上的瘟疫蔓延以及所造成的威脅，應該能讓我們有所警惕，並從中學到我們在新冠肺炎之前和之後未能學到的教訓。然後我們就能來談談該怎麼做，才能在下次類似事件發生時表現得更好。

我希望最後我們的實際行動會比紙上談兵更多也更好。

作者說明

世界衛生組織憑其智慧決定將此傳染病命名為不甚討喜的COVID-19，但很多人和很多國家還是繼續將之簡稱為「冠狀病毒」（coronavirus）。這個名稱比較悅耳，但嚴格來說，冠狀病毒指的是某一類病毒，引起新冠肺炎的病毒即屬於此類。書中也會以此稱呼這個病毒家族。

新冠病毒的正式名稱是SARS-CoV-2（嚴重急性呼吸道症候群冠狀病毒二型），這是由病毒學家組成的委員會選定的名稱，顯然是要強調該病毒並非新病毒，且跟二〇〇三年引發SARS的病毒十分類似。後來SARS病毒改名為SARS-CoV-1（嚴重急性呼吸道症候群冠狀病毒一型）。官方名稱容易混淆，所以希望病毒學家不會介意我盡可能直接稱它為「新冠病毒」或「導致新冠肺炎的病毒」，因為這次的病毒確實就是一種新型的冠狀病毒。此外，這麼稱呼也不會讓一般讀者想到另一種傳染病。

第一章

我們有可能從一開始就阻止這場浩劫嗎？

每部災難片都始於科學家的話遭人漠視。

——二〇一七年四月「為科學遊行」上的熱門標語

新冠肺炎究竟怎麼會在全球爆發？我們有沒有可能從一開始就阻止新冠病毒擴散？有可能完全避免疫情發生嗎？

假如你的房子陷入火海，你會問兩個問題。第一，房子怎麼會燒起來？第二個問題最為迫切，既然你是眼看著它著火，為什麼不想辦法在火勢變大前將它撲滅？第一個問題稍後再談，現在我們先來看第二個問題。新冠疫情怎麼會蔓延全球？

我跟很多人一樣，最初是因為看到國際論壇ProMED上的一篇貼文，才有了山雨欲來的預感。那是一篇機器翻譯出來的文章，取自中國線上新聞網站財經新浪網。文中提到：

武漢衛生健康委員會醫政醫管處在（二〇一九年十二月三十日）晚間發出「關於做好不明原因肺炎救治工作的緊急通知」，此一紅頭文件[1]在網路上廣為流傳。（原注1）

大事不妙了

還記得那天是十二月三十一日，旭日就要升起，我人在法國郊區的家中，邊界過

1.編按：指中國各級政府機關（多為中央一級機關）發出的帶有大紅字標題和紅色印章的聲明、公告、公示等文件。

去就是日內瓦。因為家人回來度假，我已經答應他們這段時間不碰工作。但是我告訴自己，這不表示我不能偷瞄一下 ProMED，確定自己沒錯過什麼重大消息。

ProMED 的全名是 Program for Monitoring Emerging Diseases of the International Society for Infectious Diseases，國際傳染病學會的新興疾病監測計畫，正式名稱為 ProMED-Mail，由科學家組成，是全球最大的新興傳染病線上通報系統；地位雖然重要，主要卻是志工靠著補助和捐款小本經營的非營利組織。它於一九九四年由一群傳染病學專家創立，主要是因為一九八〇年代出現的愛滋病令他們感到震驚，也擔憂還有其他傳染病尚未被發現，所以認為有必要建立一個預警系統。

論壇上有全球醫療事件的每日報告，文章經過編選才貼出，投稿者來自世界各地，有醫生、獸醫、研究員、一般市民，甚至還有農業實驗室（農作物也會生病）。貼文內容簡單樸實又明瞭，就像最常在這個論壇上閱讀和投稿的科學家們。每篇文章都按照疾病、地點和日期分類。版主多半由各自領域的資深專家擔任，他們會表達自己對文章的看法，而我通常會先看他們的評論。ProMED 是人類為了抵禦新冠肺炎這類傳染病所做的正確事情之一。

對疾病研究員、公衛人士和像我這樣的科學記者來說，以及那些喜歡看社會實境秀的人，ProMED 是必讀的網站。那天我一大清早悄悄走進工作室，但願不會被家人發現，打開電腦就看到新浪網的財經布告欄貼出中國湖北省武漢市出現不明嚴重肺炎患者的消息。

其中很多病例都跟海鮮市場有關，當時已經出現二十七例。

我猜紅標公告代表事態緊急。新浪記者在公告隔日早上打去武漢健委會的熱線證實確有此事，消息因此才傳開來。

還特地叫人上傳 ProMED 更令人憂心。原因不難想像。

肺炎跟麻疹或流感不同，它不是特定病原引起的疾病。只能確定是肺部感染發炎，而且是感染到肺部深處的氣囊，也就是肺泡。肺臟主要就是由這些氣囊組成。我們把空氣吸進肺泡，氧氣就會透過肺泡進入毛細血管，通過血液循環輸送到全身的器官組織，同時缺氧血液中的二氧化碳也會被送進肺泡，通過呼氣排出體外。

薄薄一層的肺泡膜要是感染發炎，就會滲出液體，導致肺水腫，阻礙氧氣透過薄膜進入血液。情況若是惡化，滲出的液體甚至會讓病患像淹死一樣痛苦難受。

病毒、細菌或黴菌引起的呼吸道感染可能侵襲鼻腔、咽喉或更深的支氣管，引起感冒或劇烈咳嗽。如果侵入肺泡就會引起肺炎，嚴重還會要人命。

ProMED之所以緊張，是因為引起這次肺炎的原因不明。按照常理，白血球能抵禦肺泡不受每次呼吸帶進來的無數細菌侵襲。冬季的流感病毒會擊敗人體免疫系統的這個關鍵部位，病菌就會趁隙壯大，引起肺炎。因此冬季的肺炎患者都會先被施予抗生素治療，殺死病菌。但這一招在武漢顯然沒用。用來診斷流感或其他可能病因的檢測大概也無效。

報導說，武漢健委會召開了特別會議，但也強調他們不認為是SARS病毒引起的肺炎。二〇〇二年SARS在中國出現，二〇〇三年蔓延二十九個國家，引起嚴重肺炎並造成七百七十四人死亡。

我還記得自己當時心想：不是SARS，那就好。除了我們這些疾病狂人，SARS在受創國家之外或許已經很少人談論，但它的致死率高達百分之十，殺傷力強大。當年是靠著國際通力合作才將它撲滅，運氣成分當然也有。那時候只靠隔離檢疫這種古老方法就控制住疫情，主要是因為SARS病毒不擅於人傳人。但這次的肺炎如果不是SARS，會是什麼？

跟市場的關聯性也令人憂心。中國的海鮮市場是會販賣活體動物和珍禽野味的傳統市場。當年的SARS病毒就來自蝙蝠，據說人就是在傳統市場裡染上病毒的。

確實，ProMED上也有類似的報導。二〇一三年中國安徽省的公衛人士罹患不明的病毒性肺炎。(原注2)二〇〇六年，香港有人去過中國幾個地方之後染上不明肺炎。(原注3)兩次事件ProMED的版主都請求讀者提供進一步消息，但後來就沒再出現相關文章，所以應該沒有引起顯著的疫情。

然而這次貼文底下還有馬喬里・波拉克（Marjorie Pollack）令人憂心的評論。波拉克醫生是流行病學家，為美國疾病管制與預防中心（Centers for Disease Control and Prevention）的資深成員，有超過三十年的資歷，更是ProMED國際版團隊的元老，參與過ProMED最光榮的一刻：在二〇〇三年二月十日警告全球，廣東出現後來名為SARS的神祕肺炎，比中國政府鬆口還早了將近兩個月。

那個假日早晨，她寫的內容讓我感到不安，一種甩不掉的不祥預感。根據她的觀察，除了新聞報導，網路上也會出現愈來愈多相關評論。

SARS爆發當年還沒有推特和微博，但已經有線上聊天室。「現在圍繞著這次事件的社群媒體活動，很像當年伴隨SARS爆發而來的『傳聞流言』，」波拉克寫道。「請提供進一步消息……感激不盡。」她抱著希望再加上一句：「如果檢驗結果公布的話。」

她指出，這次跟SARS不同的是，中國政府的公開透明度。二〇〇三年二月，中國官員阻止媒體報導不明肺炎，也沒有立刻向世衛組織通報。（原注4）直到同年四月中國才開始完整報告病例，但SARS已經傳遍中國各地、東亞和加拿大。

往後十七年，中國的政治和經濟都有驚人的變革，所以這次情況跟上一次非常不同。中國政府在二〇一九年十二月三十一日就向世衛通報。（原注5）後來傳出說第一個病例其實十一月就出現，但呼吸道感染在流感季節很常見，直到醫院出現更多不尋常的嚴重病例才引起懷疑。隔天就是新年，販賣野生動物的海鮮市場因此遭到關閉。

到了二〇二〇年一月三日，波拉克仍未收到檢驗結果。根據報導，有人因為在網路上討論神祕肺炎可能是SARS捲土重來而遭到逮捕。湖北當局對外否認，也提到「目前並未發現可能人傳人」。（原注6）

最後那句話變成一再重複的主題。一月八日，ProMED回報中國疾病預防控制中心已經確認感染源跟SARS病毒同屬冠狀病毒的一種，但再次強調並未證實病毒會人傳人。（原注7）

當時我還沒打算返回工作崗位，但我在想自己該不該著手調查這件事。如果病毒不會人傳人，應該就不嚴重。動物身上的病毒有時會傳給人類，甚至害人喪命，但無法人傳人，惡名昭彰的 H5N1 禽流感就是如此。我樂觀地想，無法人傳人，疫情就會逐漸消失。

但在 ProMED 疾病論壇上，波拉克的疑慮有增無減，傑洛米・法拉爾（Jeremy Farrar）也是。法拉爾是醫學研究機構惠康基金會（Wellcome Trust）的主席，在這之前曾負責牛津大學在越南的醫學實驗室，處理過中國傳入的 SARS 和 H5N1 疫情。一月十日，他在推特上表示，如果「沒有立即告知世衛重要的公共衛生資訊，那就大事不妙了」。（原注8）

確實大事不妙。根據後來的報導，武漢的醫生將十二月二十六日入院治療的四十一歲肺炎患者的病毒樣本，寄給上海復旦大學的公共衛生實驗室；該病患是在華南海鮮批發市場（已關閉）擺攤的小販，病情嚴重。

上海實驗室在隔年一月五日完成病毒定序[2]。但他們並不知道，中國疾控中心早就有病毒的基因序列，只是沒對外公布。後來上海實驗室告訴香港記者，確認結果後他們馬上聯絡武漢健康單位，並警告他們要做出因應。他們發現的病毒跟當年引發 SARS 的蝙蝠病毒為同一種病毒。（原注9）

一月七日，中國對外宣布引起肺炎的是冠狀病毒。但因為當局沒有進一步採取行

2.編按：sequencing，指透過基因定序了解病毒如何在交互傳染過程中產生變異。

動，上海實驗室就把病毒的基因序列貼上公共資料庫，這就是第一個公開的新冠病毒序列。（原注10）後來中國疾控中心也公布序列。隔天，中國當局關閉上海實驗室。（原注11）

公布的病毒基因序列讓其他實驗室得以為新冠病毒研發篩檢試劑。其他國家也開始過濾武漢來的遊客並發現更多感染者。

很多人帶著病毒離開，無法把病毒召回

尼爾．弗格森（Neil Ferguson）及其倫敦帝國學院的團隊是世界頂尖的數理流行病學家。他們利用複雜的電腦數學模型呈現疾病的表現方式，並用來預測新疾病如何擴散。二〇二〇年一月，他們利用航空公司乘客的大數據資料庫來計算武漢附近區域平常有多少人出國。

照理說，被感染旅客的百分比應該等於或少於當地感染者的比率，因為沒有理由認為感染者比未感染者更可能飛往國外。然而實際上，被感染的旅客比例卻高出本地感染許多。

因此他們推論，武漢地區的感染者一定比通報數目還多。倫敦帝國學院分析過數

字（比簡單的百分比複雜許多），並在一月十七日公布，認為武漢可能約有一千七百二十三個病例。而當時官方數字只有四十一例。

我們沒有必要懷疑是故意少報。最可能的解釋很直白：唯有病毒檢測為陽性才會被列為正式病例，而早期只有入院治療者才做檢測。（原注12）然而其他國家則是為所有去過武漢的發燒旅客都做檢測，即使只有輕微不適。

檯面上的病例少，可能只是因為患者沒嚴重到要進醫院。輕症者也不會引起懷疑，因為症狀就像流感，當時剛好又是流感季節。

儘管如此，從弗格森的數字來看，以一個不會人傳人的病毒來說，這樣的病例數還是很多。或者正如倫敦帝國學院團隊的客觀說法，「經過 SARS 和 MERS 類似規模的疫情爆發經驗，目前不該排除病毒會人傳人的可能。」MERS 病毒的致死率甚至比 SARS 更高，約百分之四十，二〇一二年在人類身上發現，而且跟 SARS 病毒一樣是新冠病毒的近親。

但中國官方說法仍堅稱該病毒只能有限度的人傳人。一月十日，香港大學研究員發現深圳一家人在武漢感染病毒。他們後來在報告中指出，這家人之中有一個並未前往武漢，是在其他家人回來後才被感染的。（原注13）武漢的醫生也看過不少一家人染病的例子。

研究人員想必分享了這些訊息。一月十五日，日本公布金澤有一確診病例到過中國但未前往傳統市場。該報導指出，根據世衛的說法，「目前的病例不能排除是人傳人的可能，包括家人之間。然而並未發現病毒人傳人的確切證據。」（原注14）有時候新病毒會再傳給一兩個人，但不會更多了，MERS 就是如此。

一月十八日，武漢的百步亭社區舉辦萬家宴，四萬多人聚餐同歡對灶神致敬，期望端出的菜餚數目再創金氏世界紀錄。（原注15）後來武漢市長向電視記者表示，武漢雖然禁止群聚，但因為當局認為人傳人有限，所以才批准這次的萬家宴。（原注16）

接著，泰國出現一個本土病例。「冒著被砍頭的危險，我懷疑這個新型冠狀病毒可能已經大範圍傳播開來，」波拉克在 ProMED 上寫道。但大多數病例都未通報，因為症狀輕微未被檢出。關於這一點，她說：「我當然希望自己說對了。」（原注17）

一月二十日，中國、日本、泰國和南韓都傳出病例。波拉克已經準備好放手一搏。「愈來愈難確定人傳人有限，因為病例逐漸攀升，」她氣呼呼地寫道。（原注18）

中國科學家也漸漸失去耐心。同樣在一月二十日，香港大學病毒學家管軼（當年也是發現 SARS 病毒的功臣）告訴《財新周刊》，武漢爆發的肺炎情況很像 SARS：

它會在人與人之間傳播。(原注19)

同日，中國國家主席習近平終於發表談話，呼籲人民在即將到來的農曆年間採取行動阻止病毒擴散。流行病學家鍾南山領導政府團隊展開調查。他有「抗煞英雄」之稱，是二〇〇三年發現SARS病毒的關鍵人物，當年北京當局仍否認時他就公開說疫情已然失控。習近平的談話之後，鍾南山告訴中國中央電視台，此次病毒能人傳人。

更驚人的還在後頭。香港的《南華早報》報導，根據他們看到的機密文件，最早病例出現在十一月十七日，而非後來報導的十二月一日。(原注20)換句話說，中國花了一個半月才發現問題並通報世衛。身在其中的醫生知道此病具有傳染力，因此把早期的病患隔離。此外，湖北省中西醫結合醫院呼吸與重症醫學科主任張繼先在二月告訴記者，十二月二十六日一家三口相繼染上肺炎時，她就知道疫情爆發。她要求醫護人員戴上N95口罩。(原注21)

接下來發生的事顯示了武漢的情況在一月底時已經很糟糕。為了理解整個狀況，我們得先來看看在藥物和疫苗尚未出現之前，用來對抗傳染病的主要方法：圍堵和減災（mitigation）。

截至目前為止，圍堵是控制傳染病最有效的方法，前提是要在大量病例出現之前就開始。幾世紀以來使用的標準方式，都是將出現病徵的患者隔離，並對這些患者接觸過但尚未出現症狀的人進行隔離檢疫。這些人或許不會染病，那樣很好；但如果有，隔離檢疫就能確保他們不會把病毒再傳染給其他人。

現今我們只能隔離病毒篩檢為陽性的人，如果你相信檢查結果不會出現偽陰性的話。無論如何，如此一來就能打破病毒的傳播鏈。只要圍堵得夠澈底就可能消滅病毒，當年我們就是用這個方法打敗SARS。

然而，病毒若能在感染者出現病徵之前就開始傳播，圍堵的效果就有限，因為無論是感染者或接觸者都察覺不出異樣。此外，生病的人如果太多也很難達成目的。每個病例可能傳染的人都得追蹤隔離，而像新冠病毒如此容易傳播的病毒，感染人數可能飆升很快。由於不可能追蹤到每個人，所以還是會一直冒出新病例，到頭來就得追蹤更多人。

這項工作十分艱鉅。中國採取這種方法，每個病例由六人團隊負責追蹤接觸者，終於在二〇二〇春天成功抑制新冠疫情。歐盟疾控中心估計，追蹤一個病例的接觸史需要一百個工作時數。而只要能打斷每個病例的傳播鏈，就能遏制病毒擴散。

但一定要及早開始，免得病例多到無法追蹤。傳染病如果大規模擴散（所謂的

「社區傳播」），這個方法就不管用了。一來感染人數太多，二來感染者可能也不知道自己從哪裡感染到病毒，而帶原者可能還是到處傳播病毒，無論已經隔離多少已知的接觸者。

到了這個階段，標準的作法是轉為「減災」。很多人已經知道這種方式，因為除了少數顯著例外，中國以外的國家多半未能及時防堵病毒而必須走上減災一途：禁止大型集會、關閉學校和工作場所，全面減少人際接觸以減緩疫情擴散。這一系列的措施就是我們所知的「保持社交距離」。

如今我們都體會到，保持社交距離至最極端就是把人關在家裡。雖然不能完全阻止病毒擴散，但至少能減緩擴散的速度，以免醫療體系難以負荷。這麼一來，每天或每週的病例就不會增加得太多太快，也就是現在常聽到的「把疫情曲線拉平」。即使理論上只是減緩病毒擴散的速度，但也能挽救人命，因為將有更多需要的人能得到密集的照顧。

新冠病毒擴散的過程中，中國發現在武漢和湖北省以外的地方，圍堵和減災相互配合的效果最好。首先，追蹤患者接觸過的人，進行隔離檢疫以打斷傳播鏈。之後若有需要，再用不同程度的減災法降低疫情擴散速度，當感染人數變少，圍堵法也就更加可行。

一月二十二日，武漢已經走到非封城不可的地步。這就表示人傳人的規模已經很可觀。但之前因為當局堅稱病毒不會人傳人，相關單位也就無法採取行動隔離病患及追蹤接觸者。即便當時或許還有可能防堵病毒，事到如今已經萬萬不可能。

於是中國在武漢周邊拉起「防疫封鎖線」（*cordon sanitaire*），這是前疫苗時代的用語，當初是為了爆發瘟疫的城市所設立，阻止人們進城或感染者逃出城。而這個法語用詞源於一八二一年，法國派三萬士兵封鎖西班牙邊境以防巴塞隆納的黃熱病向外蔓延。

武漢有一千一百萬人，沒有特許誰都不能進出，這項措施於一月二十三日當地時間早上八點開始生效。一天後，封鎖令延伸至湖北省全境。城裡的交通運輸也全部暫停。但其中有個大問題：三天後就是農曆新年，中國年度最大節慶，有多達四億人要趕回老家團圓，堪稱地表最大規模的人類遷移活動。而武漢又是中國的交通樞紐，大量人口已經開始移動，一聽到即將封城的消息，許多人湧進火車站和機場。

後來中國當局公布，封城之前已經有五百萬人離開武漢。（原注22）牛津大學的克里斯・戴伊（Chris Dye）和同事分析手機定位資料後證實，一月十一日到二十三日旅

遊禁令實施之前，共有四百三十萬人離開武漢。（原注23）

很多人都帶著病毒離開，再也無法把病毒召回了。

疫情已經四處蔓延

回到歐洲。我的訪客們已經各自回家，我正在倫敦探望家人，打算去新年拍賣會上碰碰運氣。證實病毒能人傳人的消息傳來之後，我取消了計畫，借了一張書桌發信給我的編輯和我認識的所有科學家。一月二十八日我寄出給《新科學人》的第一篇報導，開頭就說：「新型冠狀病毒可能即將襲捲全球。」（原注24）

這是到目前為止的實際狀況，並非推測。香港大學的梁卓偉是頂尖的公衛專家，也是抗煞老將，他和團隊利用移動數據推估，更早之前就有數十名感染者從武漢前往中國其他大都會，例如北京、上海、重慶、廣州和深圳。

一月二十七日，他在記者會上表示，根據他的數學模型，若沒有「持續且嚴厲地限制人口流動」，甚至要比中國現行的措施更嚴格，疫情無可避免會擴散到中國之外。他的模型預測隔週就會多達二十萬例。（原注25）

在此三天之前，中國科學家在世界權威的醫學期刊《刺胳針》（*The Lancet*）公布最初四十一個患者的臨床病歷。中國醫生對於未能在病例出現時就互相交流資訊感到不滿。但只要官方堅稱此次病情與SARS並不相同，顯然就不可能公開這些資料。

「臨床表現與SARS冠狀病毒極其相似。死亡人數正在快速增加，」他們寫道。「我們擔心這種新型冠狀病毒可能學會有效人際傳播的能力。」換句話說，比當年不擅長人傳人的SARS病毒還強。科學家往往說得保守，但這次應該頒獎給他們。文章登出隔天，中國各地就出現兩千個確診病例，而我們可以估計輕症至少有八千例。

該怎麼做才能控制疫情？對此中國科學家說得很清楚，那就是快速可靠的病毒篩檢。他們同時指出，二〇一三年武漢病毒研究所在蝙蝠身上發現很類似的病毒，而且該病毒已經能夠感染人體的呼吸道細胞。

「因為新型冠狀病毒有大流行的可能，」他們提出警告，「所以更須密切注意當它適應人體之後，會如何改變傳播及影響的方式。」（原注26）

危機已經近在眼前：病毒快速傳播、需要篩檢、可能大流行。當時世界各國就應該緊鑼密鼓展開防疫工作。有些國家確實投入了，但大部分都沒有。

儘管表面上透明公開，中國還是延遲通報病例、病毒，以及最重要的是傳播方式。或許是因為 SARS 的記憶猶新，當局擔心疫情反撲的消息會引起人民恐慌。後來爆出的新聞也證實這個論點。

三月十一日，武漢市中心醫院急診科主任艾芬接受中國的《人物》雜誌訪問時表示，二〇一九年十二月三十日醫院實驗室寄給她一個不明肺炎病例的檢測報告，報告指出病毒為「SARS 冠狀病毒」。（原注27）

聚合酶連鎖反應（PCR）檢測能將感染病毒的基因跟已知的病毒基因序做比對，極可能由此確認當時仍屬未知的病毒即為 SARS 病毒，畢竟兩者的基因序列十分相似。後來病毒學家組成的官方委員會奉命為新病毒命名，並在三月二日宣布兩種病毒為同種，只是型態不一。

他們將 SARS 病毒改名為 SARS-CoV-1，CoV 即代表冠狀病毒。引發新冠肺炎的病毒正式名稱為 SARS-CoV-2，就像系列電影的第二集——SARS 2：**全面大反撲**。

然而，十二月當時艾芬醫師對這些資訊仍一無所知。她告訴《人物》雜誌，看到診斷報告時她嚇出一身冷汗。SARS 曾是中國的惡夢，官方估計有五千三百二十七人染疫，三百四十九人病亡，許多都是照顧患者而染病不治的醫護人員。醫院將檢出 SARS 陽性的部分病毒樣本寄到上海，盼能為病毒定序。

艾芬用手機拍下這份報告，並把「SARS冠狀病毒」幾個字圈起來再傳給武漢的其他醫生，包括眼科醫師李文亮。李文亮向同僚發出警訊，告知急診部有肺炎病患被隔離中。(原注28)消息傳得很快，「武漢肺炎」的主題標籤開始在微博上瘋傳。後來相關貼文遭禁。(原注29)

當天晚上，醫院當局要求艾芬勿將肺炎的消息外傳，免得引起恐慌及「破壞安定」。院內的懲戒委員會嚴厲譴責她。

艾芬告訴《人物》雜誌，院方不准院內人員交換相關消息，更令人無法置信的是，不准他們穿戴口罩和防護衣，擔心會引起恐慌。(原注30)畢竟如果病毒不會人傳人，就不需要這些防護措施。湖北省立醫院的張繼先醫師自己買了防護衣讓同僚們穿在白袍底下。一月二十日中國承認病毒具傳染力後，他們才拿到正式的防護衣。

日本《每日新聞》的報導與艾芬說法一致。他們在一月底報導，十二月三十一日凌晨一點半，也就是艾芬收到檢測報告當晚，有八名醫師在群組聊天室中討論爆發流行病的可能性，後來就被公安找去寫悔過書自承造謠。(原注31)

他們只能照做。上級的訓誡讓醫師們噤聲。同一天，多倫多大學的研究人員發現，微信和YY這兩個中國熱門的即時通訊和網路直播平臺上，跟「武漢」和「肺炎」相關的內容都遭刪除。（原注32）「早知道有今天，我管他批評不批評，老子到處說，是不是？」艾芬接受採訪時直言。後來譯文在英國《衛報》登出。

疫情惡化之後，李文亮被奉為吹哨人。二月七日，他死於新冠肺炎。「我不是吹哨人，」艾芬謙虛地告訴記者，「我是那個發哨子的人。」（原注33）

最後武漢市長承擔過失黯然下臺，但下臺前他譴責北京當局箝制他對外發言。這些箝制似乎並未完全消失。《人物》三月登出的艾芬訪談據說一再從中國網站上神祕消失，多虧西方媒體和中國網民才保留下來。

在此同時，艾芬被迫隱瞞的疫情已經四處蔓延。三月十一日，世衛祕書長譚德塞宣布新冠肺炎進入全球大流行。

這一切可以避免嗎？

這是到目前為止我從一連串報導中拼湊的來龍去脈。之後當然可能揭發出更多真相，改變至今的說法。但現在我們已經能開始問一個關鍵問題：這一切可以避免嗎？新冠肺炎有可能不至於演變成全球大流行嗎？

新冠疫情一爆發，科學家們立刻展開分析，他們運用現代科技快速為不同患者所感染的病毒定序，並根據病毒產生的共同變異判斷病毒從何而來。愛丁堡大學的安德魯・朗堡（Andrew Rambaut）是RNA病毒演化的專家，他指出中國前幾個病例所做的病毒檢測顯示有「相同的基因序列」。

病毒在某個物種間傳播愈久，基因序列就會產生愈多隨機的變異。病毒株若已經換過很多動物宿主或在人類中傳播很久，早期感染就會出現較多基因變異。

因此朗堡表示，「我會說這株病毒肯定是第一次傳給人類，而且最早不會超過十一月初。」這也跟第一個確診病例的時間點相符。最初或許是一隻動物把病毒傳染給一個人，也許是數隻動物把同種病毒傳給數個人，但因為缺乏最初的詳細病例，所以也無法確認。

這就表示並沒有不為人知的疫情在更大區域或更長時間內擴散，不然病毒就會出現更多變異。換句話說，武漢出現的頭幾個病例就是當時所有的新冠肺炎病例。理論上來說，武漢當局若在發現第一批病例時（顯然是十二月底）就嚴加防堵，繼而積極尋找其他感染者，在確診人數不多時加以遏止，說不定就能避免疫情擴大。如果早日察覺異狀，他們就能做出更好的反應。

要回答「原本能不能阻止病毒擴散」這個問題，我們得先知道需要採取多少行動，以及當局在所知有限的情況下，願不願意甘冒破壞社會安定的風險。

英國南安普頓大學的塔特姆（Andy Tatem）、賴聖傑（音譯）及其團隊評估過中國當局可能採取的行動。中國的病例原本呈指數增加，傳染病若不加以阻擋就是如此，直到他們拉起「防疫封鎖線」才趨緩。封城之後，再加上中國其他城市也實施旅遊禁令及社交距離，病例就不再增加。

這樣的效果相當驚人。中國的疫情在二月中達到顛峰，各國流行病學家根據禁令實施後確診人數的變化，預言二月中是一個轉捩點，二月底前往中國的世衛代表團也證實不假。到了三月底，中國再無新增病例，反而世界各地的病例開始攀升。

塔特姆的團隊利用流行病的數學模型，加上每天登錄中國百度手機版的七十億匿名定位紀錄，做了令人眼花繚亂的分析，將中國在一月二十三日實施旅遊禁令後三百四十個大城的人口移動狀況量化。他們以此計算旅遊禁令跟病毒擴散數據的關係。接著他們也計算了若移動狀況跟前年同期未施行旅遊禁令時相同，病毒又會如何擴散。

根據他們的統計，若未實施旅遊禁令，湖北以外的省分到二月底的病例將會多出一百二十五倍。「中國採取強硬且多方面的因應措施，可能讓情況免於惡化，阻止病毒在全球加速擴散，」他們這麼說。（原注34）要是中國未全力抗疫，讓病毒止步，病毒會更囂張（流行病學家稱之為病毒擴增）。這對所有人來說都更加不堪設想。

但如果武漢政府能在五百萬人返鄉過年之前實施旅遊禁令，可能全面阻止病毒擴散嗎？塔特姆的團隊估算，中國若在一月二十三日前一週就實施同樣的管制，就能將疫情降低百分之六十七。

若是一月初就開始管制人口移動，也就是在發現不明病例並關閉海鮮市場之際，中國的感染人數就能降到剩下百分之五。感染人數少，疫情就有可能控制得住，尤其如果其他國家也收到警訊並管控出入境的感染者的話。

「技術上來說，我們肯定能在事發當時有效反擊，甚至防堵病毒，」塔特姆表示。「不過後見之明當然容易。但當時我們對病毒所知有限，要快速反應很難。」

朗堡認為我們可以做得更多。「武漢當局發現可疑肺炎病例接連出現，之後幾週卻堅稱並無人傳人的證據，即使事實就擺在眼前。」明明可以採取行動卻錯失了機會。他提到當時應該做的就是及早開始監控疫情，然後全面遏止病毒擴散並追蹤接觸者，在病例快速增加之前打斷傳播鏈。

事實上，這些都是中國早已熟知的方法。二〇〇三年 SARS 病毒在中國爆發，最後擴散到世界各國，原因就是地方官僚一開始太過大意，將醫師最初的警告消音。為了阻止同樣的憾事再度發生，二〇〇四年中國在各地醫院設置了傳染病國家警示通報系統。

根據《紐約時報》三月二十九日的報導，在中國，醫生碰到包括不明肺炎在內的某些重大傳染疾病時，必須將診斷內容輸入通報系統。群集的可疑病例會直接顯現在北京疾控中心的螢幕上，無須通過拖拖拉拉的官僚體系。（原注35）

若出現令人憂心的病例，中央官員就能密集展開調查並著手防治。在二〇一九年七月的一場線上演習中，通報系統出現某個遊客的病例紀錄，於是八千兩百名衛生官員開始追蹤並遏止了一場虛擬的傳染病。

這麼做除了是避免SARS捲土重來，還有一個不容忽視的理由：二十五年來中國出現多種可能感染人類並致死的禽流感，詳情稍後再述。這些禽流感病毒的唯一可取之處，就是目前還無法人傳人，儘管研究發現往後不無可能。如果能人傳人，後果將不堪設想。而出現群集病例就表示病毒可能透過人際傳播，這時候就必須採取立即的因應行動。

有鑑於此，醫師必須在做出診斷兩小時內透過全國直報系統上報禽流感病例。從過去十年來中國各地通報禽流感病例的頻率來看，ProMED 判斷該系統仍運作正常。幸運的是，到目前為止並未出現令人擔憂的新冠肺炎群集病例。

或許當檢驗結果證實二〇一九年十一和十二月武漢出現的不明肺炎並非新型流感時，衛生官員就放鬆了戒備。根據後來外流的內部報告，十二月的時候，院方要求醫師勿將病例上報系統，只向地方衛生官員通報，偏偏地方官員往往報喜不報憂。後來的情況也一樣。由於武漢在二〇二〇年一月要召開地方人民代表大會，整個開會期間病例都未增加。

這就好像把一個誤響太多次的煙霧警報器的電池拿掉，因而錯過了真正的火災警示。不明肺炎的消息似乎在十二月三十日（艾芬醫師看見 SARS 診斷報告當天），也就是幾名醫師在網上互通消息之後，才傳到北京。或許因為如此，中國才在十二月三十一日向世衛示警。

在那之後，根據《紐約時報》引述中國媒體的報導，武漢官員仍然低估疫情的嚴重性。他們確立病例定義，讓醫師把肺炎病例上傳自動通報系統，但僅限於跟已經關閉的海鮮市場或已知患者有關的病例；這樣的病例定義對一個照理說不會人傳人的病毒而言很奇怪。於是病毒在武漢肆無忌憚地傳播開來，愈來愈多感染者跟海鮮市場或已知患者並無直接關係。

但也因為如此，武漢的官方確診數字沒有再增加。值得一提的是，其他地方後來也出現這種情形。美國某些州和歐洲一些國家只檢測到過中國或跟確診病例接觸過的人有無出現症狀，即使病毒早已四處蔓延，包括在當地。結果就是這些地方實際感染病毒的人數遠超過確診人數。

最後，鍾南山在一月十九日展開調查，並向中央報告實際的狀況。隔天，武漢在持續幾週零確診之後，突然新增一百五十七例，並面臨封城的決策。

武漢若利用自動通報系統向疾控中心示警，就能及早阻止病毒擴散嗎？該系統原本就是用來啟動全面的傳染病防堵行動。十二月爆發的病例應該就足以啟動作戰。

但地方官員會願意配合演習以外的行動嗎？這就要說到公衛領域的千古難題，是我從世衛的傳染病防範部主任席薇雅・布里安德（Sylvie Briand）那裡聽來的。那是在她投入新冠肺炎危機之前的幾個月，我們討論到這類傳染疾病的問題。

她表示，在一種新興傳染病擴大之前進行防堵，就表示要在它還不嚴重時做出反應。當時或許只有少數臨床病例，但你知道實際感染人數要多上好幾倍，病毒只是潛伏在人體內，尤其如果病毒具高度傳染力且在感染初期就有傳染性的話。新冠肺炎符合這兩種條件。而這類病毒必須在疫情惡化之前就著手遏制。

然而要這麼做很難，因為初期階段政府官員往往覺得情況沒嚴重到要勞師動眾，甚至會取笑說摔下樓梯而死的人可能還比較多（原注36）——他們忘了樓梯意外跟傳染病不同，不會呈指數增加。但新冠肺炎爆發初期確實出現這樣的聲音。再者，如果成功控制疫情，之後什麼事都不會發生。政府官員或許不懂為什麼要花錢對抗一個已經消失的威脅，雖然這就是重點所在。每次我寫到新興傳染病時，都會有讀者來信說：「本來不是說 SARS 會消滅人類，但從沒發生過，所以我們為什麼還要相信這種話？」那是因為 SARS 爆發時，我們終於聽從了警告，而且千辛萬苦才控制住疫情。當然運氣成分也有。

可是如果等到威脅逼近眼前才動作就太遲了。「一開始他們怪你反應過度，」布里安德說：「接著疫情突然大爆發，他們就說你反應不夠快。」這些年我採訪過的很多公衛專家都有同樣的心酸。而當我們無法只靠隔離感染者以及他們近距離接觸過的十幾個人就控制病毒時，這樣的兩難尤其明顯。政府官員或許不介意小規模的動員，可惜問題沒那麼簡單。

華威大學的麥特・基林（Matt Keeling）及其同僚分析英國真實社交互動的大

量資料，發現根據英國對「接觸」的正式定義（與某人在兩公尺內相處至少十五分鐘），每個新冠肺炎病例都得追蹤檢疫三十六人，才能找到感染人數的五分之四並將之隔離。（原注37）那可是不少人。

而且光是追蹤接觸者可能還不夠。如我們所見，中國後來發現遏制新冠病毒的關鍵是圍堵加上保持社交距離。這裡的重要變數是 R_0 值，即病毒的基本傳染數；你只需要懂得這個流行病學術語就足以聽懂這裡的要點。

R_0 值就是每個患者平均會把病毒傳染給多少人。而一開始每個人都可能被感染，因為是新出現的病毒，所以大家都還沒有抗體。

新冠病毒最初的 R_0 值估計在二到三左右，傳染力比大部分季節性流感病毒還強[3]，但後來發現它有時會更強，因為偶爾會出現「超級傳播者」把病毒傳給很多人。倫敦衛生與熱帶醫學院（London School of Hygiene and Tropical Medicine）的羅莎琳・艾戈（Rosalind Eggo）和她的團隊估計，要對付這種 R_0 值的病毒，唯有感染者出現病徵前病毒還不具傳染力或傳染力不強，接觸追蹤和隔離檢疫才有效。（原注38）

若非如此，一個感染者就有太多追蹤不到的接觸者，因為他們當時還不知道自己染病了。就算找到了所有的接觸者，病毒或許早已潛伏在這些人體內，你還來不及將

3.編按：根據公開數據，季節性流感病毒的 R_0 值約為1.3。

他們隔離，病毒就已經傳給更多人。而新冠病毒在患者感到不適之前一到兩天就具傳染力。很多病例都是輕症，甚至毫無症狀，這對圍堵病毒也是一大麻煩。

R_0值高的病毒似乎特別狡猾，很難抓到，所以減少每個病例感染的人數就成了關鍵。這就是減災的工作：人與人的接觸愈少，各病例感染的人數就愈少，必須加以隔離以切斷傳播鏈的人數也跟著減少。艾戈及其團隊發現，病毒的R_0值若在二點五左右，就得減少接觸約百分之六十，才能把數值降到一，傳染病才會停止擴散。

所以就算武漢疫情一爆發就展開圍堵，民眾若未保持社交距離可能也阻擋不了病毒擴散。當時流行病學家對病毒的了解還很有限，所以不會主張如此嚴厲的作法。即使到後來，已經沒有什麼藉口不這麼做了，有些西方國家也是遲遲才承認有此必要。

「保持社交距離是控制疫情的神奇配方，」多倫多大學的流行病學家也是抗煞老將大衛・菲斯曼（David Fisman）說。「但我不認為當武漢剛開始出群集病例時，他們會理所當然知道必須要求大眾保持社交距離。」

這就是新興傳染病麻煩的地方，他說：「我們一直在學習，一直在犯錯。這就是這件事的本質。」

塔特姆亦表同感。「回頭看ProMED的資訊，就會發現不時都有不明傳染病爆發，但多數最後皆不了了之。」就像中國爆發不明肺炎的那些早期消息。我們不可能每次都因此封鎖城市。但要如何分辨哪些才是真實的威脅，並在真正需要的時候大規模動員（至少大多時候）？

「我們確實需要加強儘早發現可能大流行的超強傳染病的能力，」塔特姆說。但要是一開始根本不知道疫情的存在，當然就無從判斷哪些傳染病會快速蔓延。這就是中國的煙霧警報器應該發揮作用的地方。

中國疾控中心的首席科學家曾光接受中共黨媒《環球時報》採訪時表示，地方政府的決策「只有部分」參考科學家的看法，他們還要考慮「維穩的問題、經濟問題，還有老百姓在春節能不能享受天倫之樂」。（原注39）如果這些才是你的目標，就不能太過擾民。

到了公衛的危機關頭，亦即有必要在旁人尚未警覺（或執政者碰到年度重大節日）時採取強勢行動之際，保密和維穩還是凌駕了科學判斷。

所以，這裡的大哉問是：中國有可能阻止傳染病大流行嗎？從流行病學的角度來看，中國確實可以減緩病毒擴散的速度，不過很難完全阻止它擴散，即使自動通報系統在十二月時發揮正常功能亦然。然而，光是通報疫情都會造成難以預估的影響。

這麼做就等於昭告全世界，武漢爆發了某種危險且具傳染力的肺炎。假如波拉克在二〇一九年十二月、甚或隔年一月一日能在 ProMED 貼出消息，世衛組織也公布疫情，全世界的病毒學家和流行病學家都會投入研究並競相提出研究結果，就如隔幾週消息公布之後的情形。

此外，疫苗、藥物和檢測試劑的研發工作也會如火如荼展開。其他國家得以更早開始篩檢去過武漢的人。當更多病例出現時，中國或許就能要求大眾保持社交距離，及時阻止病毒蔓延，甚至在五百萬人帶著病毒離開武漢之前就做出行動。

這些事終究還是發生了，但更早發出警訊能讓每個人提早幾週開始準備。現在我們都知道病毒呈指數成長是什麼模樣了。所以說抓對時機快速反應是關鍵。

意識形態凌駕了公衛政策

當中國終於展開行動時，無疑成效驚人，即使社會和經濟都付出了沉痛的代價。戴伊的團隊發現，通常新年後的那個月會有六百七十萬人離開武漢，但今年幾乎是零。這為其他城市和國家爭取到了備戰的時間。

最後共有一百三十六個中國城市關閉公共運輸系統，兩百二十個城市禁止大型集會。及早反應的城市在疫情爆發後第一週，確診數少了三分之一，有效拉平疫情曲線，每個患者感染的人數大減。戴伊的研究模型顯示，光靠武漢封城或其他城市暫停各項活動無法扭轉疫情曲線，兩者並行才見成效，確診數也因此減少百分之九十六。

武漢當局要求人民每天報告體溫，一些沒封鎖的城市則會先量過體溫才讓人進店消費。發燒的人可前往「發燒門診」檢查。輕症者隔離於改造過的體育場和會議中心，並對患者接觸過的人進行追蹤檢疫。

由世衛組織帶領的國際團隊在二〇二〇年二月底前往中國考察防疫成果。根據他們的報告，中國成功讓持續上升的疫情曲線快速下滑，阻止病毒在湖北以外的省分出現社區傳播，大多數病例都是家庭傳染。以任何標準來看，這都是了不起的成果。

帶領這支考察團隊的加拿大流行病學家布魯斯．艾爾沃德（Bruce Aylward）從北京飛回世衛總部召開記者會那天，他的紐芬蘭腔因為時差而比平常更為濃重，但他說他相信中國病例減少確實不假。中國境內的醫師已經提到要恢復正常門診，「發燒門診」外也不再大排長龍。治療新冠肺炎的抗病毒藥要進行大規模藥物試驗，竟然還找不到受試者。

艾爾沃德表示，中國一開始的延誤或許把病毒放了出來，但後來大刀闊斧的抗疫行動卻為世界爭取到更多時間。儘管新冠肺炎以驚人的速度蔓延到中國以外，但我們難以想像要是中國沒有先鎮壓國內的疫情，後果會有多麼慘烈。

「現在我們知道怎麼對付這隻病毒了，我們知道該做什麼，」艾爾沃德說。他駁斥了唯有中國能落實圍堵行動和保持社交距離的說法——其他國家也能採用這樣的模式，再按照自身情況調整。他不確定的是其他國家是否「了解快速行動的必要」。

顯然大多數國家並不了解。各國真的開始認真投入抗疫時，病毒在義大利、英國和美國早已如火燎原。三月底，湖北以外的中國省分通報的確診數不超過一千五百例，但美國十五個州的確診數已經超過這個數字，而中國一省多半比美國一州的人口多上許多。

然而，仍有一些地方不用像中國和歐美一樣封城也成功圍堵病毒。香港、南韓、新加坡和臺灣或許是最好的示範，藉由超前部署和擴大篩檢遏止病毒擴散。從他們的成功例子中可見，若中國的傳染病通報系統在第一批病例出現時就啟動大規模圍堵行動，結果或許會很不一樣。

這些成功抗疫的國家也對人民說了實話。新加坡總理李顯龍早在二〇二〇年二月八日就在臉書上告知國人，儘管政府強力圍堵，病毒仍有可能在社區傳播，同時他也大致說明日後所需採行的自我隔離措施，「這樣大家才能做好心理準備。」

「恐懼會讓人……做出雪上加霜的事，例如囤積口罩和食物，或將疫情爆發怪罪於特定團體，」李顯龍說道。但另一方面，當國家針對高危險群進行隔離檢疫時，也有學生主動為居家隔離者送餐，商會、工會和公共運輸也「多出一分力」維持社會運轉。「這就是我們，」他說。（原注40）有些國家仍在否認疫情之際，這樣的表現令人動容。世衛組織的資深專家表示，取得大眾的信任是面對恐慌不可或缺的一環。

這些國家都有類似的抗疫經驗。二〇一五年，南韓爆發MERS（中東呼吸症候群），多虧醫院的傳染病防治系統和隔離檢疫才控制住疫情。而香港、南韓、新加坡和臺灣當年都受到SARS重挫，因此了解快速反應的必要。

香港追蹤並隔離患者接觸過的人，關閉學校、取消大型活動、隔離檢疫來自疫區的旅客，並鼓勵民眾在家工作。三月底，確診人數只剩下七百一十五例，其中九十四例無症狀，四例不治。這些措施同時將流感減少將近一半。（原注41）所有的傳染病都一樣，抗疫成功與否取決於一般人的行為，即戴口罩和保持社交距離。

三月時，新加坡的大學講堂最多只能有五十名學生，而且彼此要距離兩公尺，還要拍照記錄誰坐哪個位子，以備日後追蹤檢疫之用。雖然沒有關閉公共空間，但入內前都要先量體溫，一方面讓大眾安心，一方面也有利於發現感染者。

在政府的督促下，南韓企業二月初就推出新冠肺炎快篩試劑。人民受檢時，國家實驗室隨即複檢結果，用有效的方式快速檢驗新試劑以節省時間。美國食品藥品監督管理局（FDA）卻堅持試劑要先通過美國檢驗才能對外使用，因而拖慢了檢驗速度。

此外，南韓還在三月底發明「得來速」檢測。檢出陽性者予以隔離，接觸者採檢送驗。四月時即使尚未嚴格規定社交距離，確診數就開始減少。新加坡和臺灣的情況也類似。這些國家最大的不同，就是把握了中國錯失的超前部署。儘管數位隱私專家對其間涉及電子監控擴大的問題表達合理的疑慮，但疫情確實控制住了。

然而，不一定要有跟冠狀病毒纏鬥的經驗才能採取正確的行動。義大利倫巴底區的沃鎮（Vò）藉由全面篩檢和隔離檢疫控制疫情。（原注42）病毒第一輪猛攻時，應該有更多國家也能做到如此，可惜很多還是徹底失敗了。

別的不說，這些成功抗疫的例子證明，及早防堵病毒能有效控制疫情。而中國如果更早行動就可能阻止事態擴大。儘管如此，判斷錯誤的絕不僅有中國。

疫情初始武漢人舉辦了打破金氏世界紀錄的萬家宴。無獨有偶，三月七日疫情襲捲法國之際，即使大家都知道病毒具傳染力，還是有三千五百多人打扮成藍色小精靈到朗代爾諾（Landerneau）參加遊行。隔天，法國禁止千人以上的集會。

三月底，德州大學七十名學生不顧警告，堅持循例前往海灘過春假，其中四十四人染疫，無疑也把病毒傳給其他人。這些似乎都是心理上的一種否認機制：因為很少面臨傳染病威脅，因而拒絕相信有必要嚴肅看待眼前仍多半看不見的威脅。

武漢封城前夕有五百萬人離城。即使有這個慘痛的教訓，也未能避免憾事在其他地方發生。六個多星期後，義大利政府封鎖北部省分，亦即一開始的重災區。消息在前一晚流出，許多人落荒而逃，把病毒帶到義大利各地。隔天義大利全境封鎖。

很多國家都太晚或是未嚴格落實社交距離的措施，因而疫情曲線難趨平緩。採檢太慢或有限，也讓醫護人員和患者身陷危險，且有礙疫情的控制。即使世衛強調圍堵能有效遏制病毒，有些國家幾乎立刻就拒絕這種方法，包括世衛的所在地瑞士。

意識形態在很多地方都凌駕了公衛政策。美國當局把焦點放在外國人帶來的威脅，因而急著封鎖邊境，即使病毒早已登陸美國土地，而且科學和經驗都證明這對防止病毒擴散幫助不大。

執筆之際，這些事仍在各地上演。本書目的並不是要分析各國如何對抗新冠肺炎（除了爆發初期），日後這些都會需要詳加記載。目前我們可以說很少國家大獲全勝，即便那些成功延緩第一波疫情的國家，長期、甚至中期的成果亦尚未明朗，因為病毒仍在全球肆虐，人類仍然不堪一擊。往後還會有更多指控和政治餘波。

現在我們可以問的是：如果中國的資訊更公開且更早開始圍堵，是否就能阻止疫情蔓延？這麼問不是為了指責或非難，因為大多數國家都無法卸責。這麼問的用意是：當下一次病毒再度來襲時，無論在哪裡，我們都要比這一次做得更好。

而答案似乎是：要全面遏阻新冠病毒，我們需要採取更快的行動，比現在各國政府的反應還要快。超前行動是可能的，也能減緩傳染病蔓延的速度，進而降低疫情的殺傷力，甚至阻止它達到全球大流行的等級。

根據中國官媒的報導，中國最高法院在一月二十九日判定，武漢當局不該譴責十二月在網路上討論疑似SARS病毒的八名醫師。「這個消息可能促使民眾更快採取預防措施，對防控新型肺炎來說，這可能是一件幸事。」（原注43）中國政府甚至追封染疫命逝的李文亮為抗疫英雄。

義大利的第一例確診在二〇二〇年二月二十日出現。國內的公衛官員採取了正確的措施：隔離患者、追蹤接觸者、封鎖病例最多的城鎮。可惜仍然太遲。病毒已經擴散，醫院最終不堪負載。後來義大利的流行病學家發現，國內第一個病例一月一日即開始生病。（原注44）但當時無人察覺異狀。

如果每個國家都收到中國一月初知道的訊息，如果他們早點敲響警鐘並將情況告知世衛組織，為了對抗病毒，他們會如何反應？

接下來我們要探討我們可以怎麼做得更好——透過防疫規畫。透過全球傳染病監測系統和發現異狀時的因應措施。透過共同監控病原的國際協定，不過必須更有決斷力。透過想像更可怕的瘟疫可能造成的危害在我們心中引發的恐懼。

在這之前，讓我先解釋為什麼我如此確定疫情會再度發生。先來看看這些病毒從何而來。

第二章

新興病毒有哪些？為什麼會出現？

新的疾病每天出現，舊的又死灰復燃。

——羅登溫萊特三世 Loudon Wainwright III 創作曲〈Hard Day on the Planet〉

自從愛滋病在全球大流行後，從衛生專家到電影編劇都在預測下一個威脅會是什麼。各種流感病毒？傳染力超強的「長翅膀的伊波拉病毒」[1]？一般感冒病毒的加強版？生化武器？還是出了差錯的治療型病毒？

之前禽流感、狂牛症、伊波拉、SARS和MERS都曾引起恐慌，情況差點就要失控。二〇〇九年的豬流感後來雖然相對輕微，但還是造成可觀的死亡人數。如今又冒出了新冠肺炎。

為什麼會發生這種事？以後還會再發生嗎？更重要的是，下一個敵人會是誰？病毒有很多種，新冠病毒只是其一。

傳染病是人類最大的殺手

首先應該釐清「全球大流行」和「疫情」的定義。疫病「爆發」（outbreak）是指某種不尋常的傳染病出現一個或多個病例，因而引起注意。「流行病」（epidemic）又更加嚴重，指更多相關病例在一群人之間異常增加；流行病可能是常態事件，例如冬季在城市裡蔓延的流感。地方性流行病（endemic）則是一地經常發生的疾病，例如肺

1.譯按：Ebola-with-wings，指有抗藥性的肺結核病菌。

結核或淋病。

全球大流行（pandemic）則是擴散全球的流行病。有些公衛權威會另外加上其他標準，例如必須是嚴重、失控或新出現的傳染病，但標準不一也不夠普遍。事實上，「流行病」要到何種程度才算是「全球大流行」並無固定標準，除了流感。但近來即使是流感的標準也都已經改變。

可以肯定的是，未來還會有更多全球大流行，而且可能來得比預期還快，因為人口愈來愈多且往城市集中，而我們沒有定期監測世界上的致命病毒，各國也沒有制訂出共同阻擋病毒的方法。再加上國際貿易和旅遊日漸頻繁，從而把新傳染病帶往各地。新冠肺炎造成的全球混亂，以及病毒一開始得以擴散，都是最好的明證。

我們無法預測下一次的傳染病是什麼、會在何時爆發，但研究傳染病的人士都可以告訴你（他們也確實提出警告），幾年前冠狀病毒曾是我們最大的威脅。甚至還有一張正式的名單，列出一連串令人擔憂但我們尚未做好防備的傳染病。要了解這樣的困境，我們得先回顧不久之前的一段歷史。

一九七二年，當時頂尖的人類傳染病專家麥克法蘭・伯內特（Macfarlane Burnet）與人合著醫學教科書《傳染病自然史》（*Natural History of Infectious Disease*）第四

版。他在書中語出驚人表示：「關於傳染病的未來，最可能的預測是：將會很單調乏味。」（原注1）

伯內特想必很享受這句話引發的衝擊震撼。科學家總愛吹捧自己的研究領域，尤其是想招攬學生的時候。在那不久前，伯內特才因為參與人類免疫系統如何攻擊病菌的研究而榮獲諾貝爾獎。他當然知道研究傳染病的價值。

但研究傳染病是為了擊敗傳染病，而他認為目標已經達成。那句評論是圈內人才懂的笑話，其實是一種勝利的吶喊，同時也是給年輕醫生的忠告：專攻別科吧，這個領域我們已經搞定。

畢竟天花在一九七二年幾乎已經被撲滅。大多數兒童疾病，例如傳染力超強的痲疹和令人害怕的小兒痲痺，都能靠疫苗成功預防，在富裕國家也確實已經做到。過去由細菌引起的致命疾病，例如白喉、炭疽、肺結核、斑疹傷寒、梅毒、淋病，都已經能用抗生素治癒。便宜且容易取得的藥物就能避免感染瘧疾。傳染病雖然仍在貧窮國家肆虐，但國家發展之後必定就能改善。一九七〇年代，耶魯和哈佛醫學院都縮減了傳染病學系。

伯內特當然也承認世界上永遠會有「新的危險傳染病猝不及防出現」的風險；他

知道若不承認這一點，同僚就會找他碴。但他認為可能性不大。「過去五十年並未出現這類疾病，」他向讀者保證。

那麼之後的五十年呢？我們一起來想想。他寫下這段話之後四年，出現了致命的退伍軍人症。再過四年，美國認定愛滋病為全球大流行。

萊姆病。SARS。MERS。伊波拉病毒。馬堡病毒。禽流感。豬流感，另一個全球大流行。登革熱。屈公病。茲卡病毒。漢他病毒。立百病毒。亨德拉病毒。平常無害的大腸桿菌的致命版。對所有抗生素產生抗藥性的淋病。對所有抗生素具抗藥性的一般泌尿道感染。多重抗藥性肺結核。西尼羅病毒。牛和人都會得的狂牛症。喔，當然還有全球大流行的新冠肺炎。

我很好奇伯內特會怎麼看二〇二〇這一年。新冠疫情代表很多問題，它絕不單調乏味。

一名傑出科學家在一九七二年提出的看法，或許感覺像是遙遠的過去，但對新冠病毒的發展歷程卻很重要。當傳染病不再是最大死因，人類開始享有過去少有的長壽時，奪走人命的最大殺手不再跟病原有關，反而變成了基因、環境和生活方式；在富裕國家如此，愈來愈多貧窮國家亦然。癌症、心臟病、中風、阿茲海默症、車禍，以及抽菸和肥胖導致的併發症，取代傳染病成了前幾大死因。（最近出現阿茲海默症和心臟病可能跟細菌有關的證據，但這又是另一回事了。）

對付這些現代文明病並不需要社區層級的公衛系統。在過去，公衛設施是為了對抗傳染病而存在，工作包含隔離檢疫和預防接種，而不是勸人多吃蔬菜。新的前幾大死因無疑也不需要政府將資金投入研發新疫苗或抗生素、傳染病監測，或設立地方防疫單位。因此這些功能幾乎都已經萎縮，連在富裕國家也是如此。

近三十年來，儘管研究者和全球公衛專家對新興傳染病的警告不斷增加，主流態度仍是自滿，尤其是富裕國家。原因或許是公衛領域的問題通常並非立即可見的，但等到問題浮現就太遲了。舊的傳染病似乎已經消失，或只在貧窮或被邊緣化的國家出現，而新的傳染病又好像只存在於理論階段。

醫療產業也隨之改變。過去疫苗由政府生產，目的是為了大眾健康，而非私人利益。例如，撲滅天花的疫苗主要由蘇聯和美國製造。到了一九八〇年代，很多疫苗改由企業製造，常常因為利潤太低而沒人想投資。大多數流感疫苗至今仍由雞胚胎蛋培養製成，從一九四〇年代開始這就是個緩慢、有時困難重重的過程。

很多國家投入公共衛生的資金都減少。二〇〇一年炭疽攻擊事件之後，有一小段時間美國將資金投入防備可能的生物恐怖攻擊；二〇〇二年，各州和聯邦投入公衛緊急事件防備協議的資金將近十億美元，到了二〇一九年卻只剩下六億七千五百萬。（原注2）

公衛遭到漠視也反映在二〇〇八年金融危機後的相關預算大幅刪減。肝炎、退伍軍人症，以及經由性交或飲用水感染的疾病在美國突然激增，公衛專家認為原因就出在那段時間衛生部門被裁撤了五分之一。（原注3）情勢如此也對這次防堵新冠疫情形成阻礙。

歐洲的情況也一樣。投入公衛領域的資金在二〇〇八年後直直落。二〇一九年，英國某智庫估計，從二〇一四年以來英國的公衛支出就減少了八億七千萬英鎊，可能造成十三萬人死亡及糖尿病之類的慢性病增加，也可能因此讓一些人更容易死於新冠肺炎。（原注4）

發展中國家的傳染病防治和研究也面臨同樣的窘境。這些國家原本有許多殖民時代留下來的實驗室，到了一九七〇年代，過去的殖民強權認為這些機構所費不貲也已經過時，遂將之關閉。英國在烏干達設立的實驗室就是其中之一，雖然它曾在一九三〇到七〇年間發現茲卡病毒和其他新病毒。若實驗室能保留下來，漸漸交由烏干達的科學家負責，從而在一九七〇年代找到愛滋病毒呢？如今我們已經知道，及早行動對防疫有極大成效。

漠視傳染病的威脅是多麼短視，從過去的歷史就能略知一二。人類在一萬年前開始發展農業，此後傳染病就是人類最大的殺手，儘管戰爭和飢荒也不遑多讓。

生命自會找到出路

亞伯・奧斯特豪斯（Ab Osterhaus）是德國漢諾威的新興傳染病及人畜共通傳染病研究中心的病毒學家。他表示，一九〇〇年人類的半數死因都是傳染病。（原注5）光是瘧疾據說就消滅了地球一半的人口。（這些數字並不相互牴觸，因為涉及不同時代的不同人口。）

一八〇〇年代，歐洲城市居民有七到九成染上肺結核，占死亡人數逾三分之一，維多利亞時代的小說裡於是出現許多「罹患肺病」的角色。（原注6）拿破崙在加勒比海的軍隊大半死於黃熱病，因此他把路易斯安那區賣給美國，放棄有害健康的新世界。（原注7）不很久之前，很多兒童都活不過五歲，而且幾乎都死於傳染病。在少數地方現在仍是如此。

一九五〇年後，傳染病引起的疾病和死亡在工業化國家大減，在許多開發中國家也下降。到了二〇〇四年，傳染病造成的死亡在全球占不到四分之一，而且多半發生在貧窮的熱帶國家。富裕的溫帶國家只占少數。（原注8）

數字大幅減少有很多原因。除了藥物和疫苗，還有衛生條件改善。此外，化學肥料和培植技術提高農產量，使人類獲取的營養大幅提升，而冷凍技術和鐵路建設也有利新鮮食物的配送，而且能順便把病畜淘汰出城，例如感染肺結核的乳牛。

情況大致如此，還有無數小地方也隨之改善。還記得我三歲那年得了麻疹，據說我差點死於常見的細菌感染併發症，半夜打了好大一針才撿回一條命，我甚至還清楚記得那時有多難受。後來家母跟我說那是盤尼西林。幾年後，我弟弟接種了新的麻疹疫苗。

有些現代母親聽信了反疫苗人士散播的謊言，那是因為她們從未看過麻疹、傷寒和小兒麻痺如何奪走幼小的生命。阿富汗的母親們就親身經歷：二〇〇六年，援助機構努力要補救塔利班執政多年下的醫療落差，只見婦女帶小孩在診所外排了好幾天的隊，等著讓孩子接種疫苗，因為她們看過沒打疫苗的可怕後果。

於是傳染病到一九七〇年代似乎已經銷聲匿跡。當時我以研習生的身分去修醫學院的課，我的醫學院同儕也被灌輸了伯內特的想法：別再浪費時間研究病菌，抗癌才是未來的主流。一九七一年美國總統尼克森甚至還對癌症宣戰。

倫敦衛生與熱帶醫學院的院長彼德・皮奧（Peter Piot）在比利時求學時，教授就建議他別專攻傳染病。幸好他沒聽勸。後來他在剛果協助發現伊波拉病毒，之後更帶領全球對抗愛滋。

病菌並沒有消失。如同傑夫・高布倫（Jeff Goldblum）在《侏儸紀公園》裡吞吞吐吐說道：「生命自會找到出路。」地球上有幾十億人口可供寄生，終究會有寄生蟲找上我們。（嚴格來說，病原體就是寄生蟲，靠人體的功能維生，榨取我們體內的能量和細胞組織。）

其中最狡猾者是小病毒，由類似人類的DNA或是RNA（DNA的分身，人體用它把基因轉譯成蛋白質）所組成，外面包裹著蛋白殼，或許還有一層脂肪外套膜。病毒本身沒有獲取或處理能量的工具，而是利用自身的少量蛋白質入侵並挾持人體細胞，再利用這些細胞複製並擴散。

二十世紀間，我們以疫苗打敗了大多數人類已知的病毒。然而，還有許多未知的病毒從動物傳給人類，引起了災難。這個過程的專業術語是「溢出」（spillover）[2]。

2.編按：指病毒偶爾跨越不同種群，傳播給人或其他動物。

至於「新的危險傳染病猝不及防出現」這件事，伯內特有所不知的是：過去五十年來他認為沒有新傳染病出現，並不等於未來五十年也不會有。

第一個震撼彈就是愛滋病，最初是在美國發現男同志因免疫系統失調而罹患罕見癌症和肺炎，直到一九八三年才確認是人類免疫缺陷病毒（HIV）入侵免疫系統的白血球所致。一九八四年，HIV不但在異性戀者身上出現，同時出沒在非洲中部和東部。

以一個動作緩慢且相對較難感染的病毒來說（我們都知道它是透過體液傳染），HIV擴散全球的速度快得驚人。目前全球染疫人數已達四千萬，從發現以來已經奪走三千兩百萬條人命。

HIV病毒比什麼都更能證明伯內特的勝利歡呼言之過早。該病毒原本寄生在黑猩猩身上，一九二〇年前後在喀麥隆東南部傳給人類，或許是因為人類食用黑猩猩的肉或傷口沾到黑猩猩的血。研究人員相信，類似的病毒傳染常發生在跟動物密切接觸的人身上。

這類病毒多半無法適應人體也不會造成感染，人體的免疫系統會快速將之剷除，只有少數會致病。但過去人類幾乎都是自給自足的農夫，人口稀少，住在小村落裡，彼此相隔遙遠也很少旅行，所以感染病毒死亡的人不多，活下來的人則產生了抗體；

病毒找不到宿主，在人類社群中也就難以存活。

很久以前猴子把 HIV 傳給大猩猩，大猩猩再偶然傳給人類，但可能沒有傳得太遠。一九二〇年左右，HIV 中的 M 型病毒株旗開得勝，因為感染病毒的人從喀麥隆坐船往下游走，來到當時比利時殖民地剛果的新興城鎮利奧普維爾（Leopoldville），也就是今日剛果民主共和國的首都金沙薩（Kinshasa）。

我們怎麼會知道這些？二〇一四年，由英國牛津大學的奧利佛・派布斯（Oliver Pybus）和比利時魯汶大學的菲利浦・勒梅（Philippe Lemey）帶領的病毒學家，研究了剛果舊病歷的血液樣本裡八百多個 HIV 病毒，最早的是一九五九年來自利奧普維爾的樣本。這些病毒的基因序列有小小的差異，可見病毒已經傳播一陣子並產生變異。這些變異讓團隊得以查出病毒的關係及繁衍時間，進而建構出病毒的「家譜」。這些病毒都來同一個源頭，而該源頭約在一九二〇年傳到人類身上。

如今金沙薩是僅次於巴黎的世界第二大法語城市。而一九二〇年的利奧普維爾也早就不再是個小村落，它是比利時蠻橫殖民中非的要塞，居民有一萬五千人。很多人從四面八方湧入這座城市謀生，性交易亦隨之蓬勃發展。鐵路沿線直到南部卡坦加省（Katanga）的銅礦、鈷礦和鈾礦區也欣欣向榮。成千上萬人從金沙薩附近來到卡坦加工作，性交易也跟著到來。研究團隊在卡坦加和金沙薩的 HIV 樣本上發現最多基因多樣性，表示大多數感染都在這兩地發生。（原注9）

一九六〇年剛果獨立之後，病毒多樣性再次攀升。一開始主要是因為重複使用注射針，這是傳播 HIV 的快速方法。後來是因為獨立之後的戰爭和動盪導致貧窮人口快速增加。魁北克舍布魯克大學（University of Sherbrooke）的雅各・貝潘（Jacques Pepin）估計，金沙薩的每位性工作者本來一年只有少數長期顧客，後來暴增到多達一千人，導致感染人數激增。來到剛果工作的海地人和其他國家人口，離開時也把 HIV 帶到別的地方。（原注10）

M 型 HIV 就這樣在全球擴散。純粹只是天時加上地利——至少對病毒來說情勢就是如此。

愛滋病帶來的啟示令人不安。一九九二年美國國家醫學院（IOM）發表了一份廣為流傳的愛滋報告。世界人口創下有史以來新高，全球貿易和旅遊也前所未有的蓬勃，「全球化」一詞逐漸變得普遍。正當傳染病比過去更容易傳播到世界各地之際，國際間的傳染病防治卻不增反減。國家醫學院的報告指出，「利益和責任歸屬問題」降低了私人公司為貧窮國家製造藥物和疫苗的動機。

這一切加起來就意味著「新興傳染病的危險，以及致災傳染病的潛在破壞力」，他們如此總結。如今爆發的新冠肺炎則是明證。最早的愛滋病例多半是男同志，當時社會對同性戀的歧視肯定拖延了防疫的速度，造成無法挽回的後果。但就算不是如此，一個未知的可怕病毒突然出現並蔓延開來，多半還是會讓醫學界慌亂失措。世界上還有多少這樣的病毒？

然而，科學界、醫學界、社會大眾和政治人物似乎還是沾沾自滿，不只美國對傳染病持這種態度，全球皆然。「自滿可能是健康的一大威脅。」這份報告警告世人。國家醫學院指出，只因為過去我們制伏了某些傳染病，人類似乎就以為自己可以輕易控制任何傳染病，但舊疾病可以捲土重來，新疾病也可能突然爆發。值得慶幸的是，我們並非束手無策。「傳染病的預警和防治是可能的也必要的，而且終究是划算的。」（原注11）

這番話再正確不過。新冠肺炎造成的損失已經達到各種貨幣的幾兆或幾萬兆，甚至超出金錢所能計算。二〇一六年，美國國家醫學研究院（National Academy of Medicine）發表一篇報告，標題一針見血：「全球安全死角：對抗傳染病危機的行動架構」。他們估計，未來每年會因為流行病而損失六百億美元；今日看來這個數字還低

估了。他們也指出，其實每年只要花四十五億美元就能預防流行病。（原注12）

回到一九九二年，研究新興傳染病的諸位作者發現，雖然各種疾病都是獨一無二的，愛滋病演化過程的某些特徵卻具代表性。造成疾病的最大原因不是別的，就是人類生態系。經濟的全球化、生產糧食方式的改變，以及人口增加，都大幅改變了我們的生態。

另一個重要啟示是，傳染病多半來自動物。牛瘟病毒（rinderpest）是牛隻的重大傳染病，經過長期的努力終於在二〇一一年絕跡；十一或十二世紀時，這種病毒在人類身上演化成麻疹。（原注13）流感來自鴨子，天花來自齧齒動物，瘧疾來自鳥類，腺炎據推測來自豬隻。（原注14）

這些動物多半是家畜或農地害蟲並非意外。公元前約一萬年，人類進入農業時代，開始群體聚居並跟動物緊密生活。作物提供了可靠的營養與食物來源，人口快速成長，大多數人都在田地附近定居下來，不再居無定所到處採獵。

病毒需要宿主。要在人類之間存活下來，病毒就必須持續找到尚未對它產生免疫的新宿主，才能在目前的宿主死去或產生免疫反應撲滅它之前，移往下一個宿主。而這得要附近有不斷新生的人口才能達成。麻疹病毒要能存活下來需要好幾十萬人，相當於中世紀某些社群的人口。

人類開始大量群居之後，原本寄生於牲畜和其他寄生蟲的病原體開始侵襲人類。如今全世界的人口達到有史以來最高，我們再度面對病毒的新來源：野生環境。HIV就是一個好例子，但還有很多其他的病毒，特別是新冠病毒。

應該優先提防的病毒清單

彼得．達薩克（Peter Daszak）是生態健康聯盟（EcoHealth Alliance）的主席。這個非營利組織致力於預防傳染病和保育野生動物。達薩克是在紐約工作的英國人，一九九五年從動物園收集到一堆超大蟑螂並從中發現導致腹瀉的未知病原體，從此迷上了野生動物疾病（wildlife disease）。他天生擅長表演，還曾在口袋裝滿蟑螂走上TED舞臺演講。

在這之前，野生動物學家並不特別對疾病感興趣，認為那對物種存續沒有太大影響。照理說，一個疾病殺了一個目標之後，新的受害者只會愈來愈少，病原逐漸找不到新宿主，會比整個物種更早就滅絕。後來殺蟲劑DDT在世界各地毒死了許多鳥類，大眾矚目的焦點就轉移到化學汙染上。

一九九七年，英國某實驗室發現，寄生蟲確實能把物種逼向滅絕，但要有兩個條件：一是它要寄生在不只一種物種身上；二是其中一個物種要對它免疫，讓它繼續傳播下去，就算其他宿主物種消失也一樣。北美灰松鼠在歐洲很多地方都取代了本地的紅松鼠，部分原因就是灰松鼠對松鼠痘病毒免疫，紅松鼠卻不然。（原注15）二〇〇二年，歐亞西尼羅病毒（Eurasian West Nile virus）在北美洲爆發，偶爾使人類染上致命疾病，同時也大舉消滅本土鳥類，尤其是鴉科鳥類，因為牠們沒有抗體。但原屬歐亞種的麻雀卻讓病毒存活下來，因為牠們即使染上病毒也不會生病。（原注16）

一九九八年，達薩克團隊發現，正是因為這種效應，名為壺菌（chytrids）的一種真菌才會造成兩棲動物在各地大量死去，繼而導致某些物種滅亡。（原注17）

因此野生動物學家開始研究野生動物疾病。後來他們漸漸發現，這些疾病也會影響人類。二〇〇八年，達薩克和他的同僚估計，從一九四〇年起陸續在人類身上發現的三百三十五種病原體中，有百分之六十來自動物，其中百分之七十二來自野生動物，例如伊波拉病毒和西尼羅病毒。（原注18）

人畜共通傳染病的英文是 zoonosis，源自希臘文，意指動物和疾病。達薩克團隊也發現，人畜共通傳染病出現的頻率日漸增加；相對於源自家畜，從野生動物而來的比例同樣增加。

基本的問題仍然是人口愈來愈多。伯內特當年寫作時，全世界人口近四十億，如今則已是當年的兩倍。愈多人口就表示需要愈多土地和木材，還有更多工作；對有些人來說，就表示他們得為逐年增加的城市居民獵捕更多野生動物作為寵物、製藥或其他用途。再者，更多人口就需要更多糧食，因此農夫們開墾更多林地，甚至把野生動物變成美味佳餚。人群則跟著病媒昆蟲一起擠進人口密集的城市。

達薩克和同僚們找出新傳染病最常出現的地方，他們發現熱帶和亞熱帶的發展中國家是新興傳染病的「熱點」。這些地方的經濟發展促使人類遷往許多野生動物的棲息地。

這樣的結果很合理。愈接近赤道，物種的數量穩定增加，因為赤道附近有更多太陽輻射產生的能量。而物種愈多，病原體也愈多。

當物種因為森林或其他生態系統遭破壞而消失時，至少病原體也會跟著牠們一起消失。但在一個惡化的生態系統下，倖存的動物因為飢餓或壓力而讓病菌趁隙而入，因此牠們身上的病原可能比在健康環境下還多。

有些生物學家擔心會有更嚴重的後果。病原若寄生在許多物種體內，有些宿主可能會抑制病原的數量，有些則不會。當環境惡化時，往往只有一種宿主會存活下來——存活者多半是「雜草」（weed）物種，長得快，死得也快，不會多花力氣抵抗病原。到最後，比起原來的多元生態系統，在惡化的生態系統裡存活下來的宿主可能攜帶更多的病原體。

一九九四年以來，伊波拉疫情有升溫的趨勢，研究者懷疑這跟人類砍伐森林有關。森林遭破壞後，帶有伊波拉病毒的蝙蝠被迫遷徙並面臨生存壓力，而更多人類則深入蝙蝠棲息地。伊波拉疫情有史以來最嚴重的一次爆發是在二〇一四年，橫掃幾內亞、賴比瑞亞和獅子山共和國，至少造成一萬一千人死亡。首例出現在幾內亞的美良度村（Meliandou），當地的濃密森林大量被可可、咖啡和其他田地取代。

而原本以森林為家的蝙蝠只好另覓新居。柏林羅伯科赫研究所（Robert Koch Institute）的法比安·萊恩德茲（Fabian Leendertz）及調查團隊在疫情過後前往美良度村。他們看見村裡的兒童在不遠的中空樹樁裡玩耍，那是古老雨林留下的唯一遺跡。有一群食蟲蝙蝠住在樹樁裡，而這類蝙蝠可能帶有伊波拉病毒。萊恩德茲說，兩歲大的艾彌兒·瓦莫諾（Emile Ouamono）染上了伊波拉病毒，但他不確定這孩子是否如報

導所說把蝙蝠屍體當玩具玩，他的家人或許知道，但他們皆相繼染病身亡。（原注19）

然而，傳染病監測工作通常不在這類高風險的環境下進行，而是在財源和科學家俱足的富裕溫帶國家，即使類似新冠肺炎的新興傳染病更可能在前述的熱點爆發。中國有很多傳染病熱點，印度和印尼也是，一個原因是人口龐大。

生態健康聯盟表示，最好的防治方法就是：嚴密監控熱點，早日發現疾病；找出野生動物中可能變成人畜共通疾病的新病原；保育野生動物，讓牠們保持健康，留在遠離人群的野外地區。

下一章我們會探討新冠疫情在這些層面上如何失守。但現在先來看看，要是未能防堵專家們認為尤其可能危害人類的某些病毒，類似新冠肺炎的大流行將會怎樣爆發。其中有些甚至比我們目前正在對抗的病毒更可怕。

事實上，傳染病專家都同意兩件事：一是必定還會有下一場全球大流行；二是沒人預測得到下一次會是何種病原。事實上，世衛組織和科學家小組曾在二〇一六年判定有些病原比其他病原更值得觀察。他們擬定一份研發「藍圖」，希望在這些高危險病原侵襲人類之前，先準備好疫苗、藥物和檢驗方法，甚至還列出九種他們認為應該優先提防的病毒。

這份名單已經更新多次，後來也納入新冠病毒，即使世衛和科學家小組起初篩選時還不知道此種病毒。但說句公道話，他們對此種威脅並非毫無預知，第一份名單確實曾將「冠狀病毒」納入。換句話說，我們確實知道風險存在。

然而，列在名單中的病原多半不是潛伏在傳染病熱點的野生動物體內、過去不為人知的病毒。除了一個，其他病毒都是因為曾經引發傳染病而入選，而且它們已經傳播很遠並適應人體。這點令人憂心，尤其如果尚未找出有效療法的話。

這些傳染病的名號至少比新冠肺炎歷史悠久又熟悉親切。例如：克里米亞剛果出血熱（Crimean-Congo hemorrhagic fever）、裂谷熱（Rift Valley fever）、拉薩熱（Lassa fever）、茲卡病毒（Zika virus）、立百病毒（Nipah virus）、伊波拉病毒。

唯一的例外名為X疾病（Disease X），這個名字正中新聞記者下懷。（原注20）不過那單純表示一種完全未知也無從猜測的病原，就如達薩克及其同僚警告世人的野生動物疾病。之所以把它放上去，只是為了提醒研究者防範突發狀況，例如建立「疫苗平臺」（vaccine platform）以快速因應突然爆發的病毒。這一點我們之後再來檢視。底下是目前最令人害怕的病毒。

冠狀病毒在最新名單中占了兩筆，一個是新型冠狀病毒，一個是已知曾引起

SARS 和 MERS 的冠狀病毒。二〇一七年在挪威奧斯陸成立、資助流行病疫苗研發的流行病預防創新聯盟（Coalition for Epidemic Preparedness Innovations），目前正在研發五種 MERS 疫苗。新冠肺炎爆發之前，MERS 是唯一人傳人的冠狀病毒。執筆之際已經有九種新冠疫苗正在研發中，但都尚在初步階段。

世衛名單上的另外兩種病毒都屬於布尼亞病毒科（Bunyaviruses）。**克里米亞剛果出血熱**病毒以亞洲、非洲和東南歐的壁蝨為宿主。通常人感染後會輕微發燒，但也可能導致重症，死亡率高達三成。根據歐盟疾病管制局（ECDC）的說法，伴隨的症狀有發燒、頭暈、畏光，以及「劇烈的情緒波動」，導致「患者可能意識不清且具攻擊性」。（原注21）

保加利亞使用過一種古老的蘇聯疫苗，但功效不明也未得到廣泛認可，部分是因為疫苗是鼠腦製成的，可能引發問題。歐洲有個研究計畫致力於研發更好的疫苗，流行病預防創新聯盟目前也有兩種疫苗在初步試驗階段。全球暖化使壁蝨北移，因此病毒開始入侵新領域，二〇一〇年出現在西歐並在西班牙定居。（原注22）

裂谷熱也是一種布尼亞病毒，主要由蚊子傳給家畜，而人也可能經由病媒蚊或病畜生肉而感染。最初在非洲發現，兩千年傳到阿拉伯半島。症狀多半輕微，偶爾會引發肝炎、肝出血、腦炎，還有視力損傷。重症病例一半會死亡。令人欣慰的是，牲畜可以施打疫苗。

拉薩病毒來自另一種病毒家族，西非每年有五十萬人感染，多半是輕症或無症狀，少數會引發重症，一年約造成五千人不治。病毒媒介是常見的多乳頭鼠（沒錯，就是乳頭比其他鼠類多），你或許以為不太可能在老鼠棲息地以外的地方傳開。不幸的是，時而有證據顯示它能人傳人。

此外，加強防治拉薩熱應有助於管制同一地區的其他危險病原。二〇一四年西非爆發伊波拉疫情，早期個案被誤診為拉薩熱，反而讓傳染力更強的伊波拉病毒得以趁機擴散。世衛組織希望檢測病毒能解決這個問題。目前流行病預防創新聯盟有六種拉薩熱疫苗正在進行動物試驗。

拉薩病毒還有另一個問題：它有其他親友群。二〇〇八年，尚比亞一名三十六歲女性死於一種未知的拉薩病毒。（原注23）當時病毒學家就警告大眾，我們對非洲病毒的認識少得可憐。人類在非洲大陸上生活得最久，照理說那裡已經適應人體的病原應該比任何地方都多。世衛組織列出的八種危險病毒中，有五個都源於非洲。

茲卡病毒屬於黃病毒科（flavivirus），登革熱和黃熱病這兩種惡名昭彰的傳染病都源自黃病毒。三種病原都以黑斑蚊（Aedes）為宿主，希臘文的 *aedes* 意思是「可憎的」。凶狠的白線斑蚊是一種聲名狼藉的黑斑蚊，因為全球暖化和二手輪胎貿易而遷出熱帶地區，牠們會躲在水坑裡產卵。

蚊子遷徙也將新興傳染病帶到其他地方。屈公病（Chikungunya）是一種痛苦但通常不會致命的傳染病，經黑斑蚊傳播，病毒源自東非。二〇〇五年屈公病毒產生變異，適應了白線斑蚊，開始在印度洋四周爆發一連串疫情，並在二〇〇七年抵達義大利，二〇一三年抵達美洲。

茲卡病毒於一九四七年在烏干達的猴子身上被發現，之後又傳給東南亞的猴子。到二〇〇六年為止，已知的人類病例只有十六例，之後的發展完全出乎意料。

二〇〇七年，茲卡病毒在密克羅尼西亞聯邦的雅浦島（island of Yap）上大爆發，後來法屬玻里尼西亞和其他太平洋島嶼也在二〇一三年爆發疫情。病毒基因顯示它來自東南亞，可能是感染病毒的人類或蚊子帶來的。這些蚊蟲通常會窩藏在飛機裡，在並無瘧疾的國家引發「機場瘧疾」（airport malaria）。人類感染茲卡的少數個案都很輕微。不過雅浦島上有些病例出現可能導致癱瘓的神經失調，即格林巴利症候群（Guillain-Barré syndrome），有些傳染病偶爾會引發這種併發症。

二〇一五年，茲卡病毒在巴西出現，之後迅速在南美擴散並進入北美。這一次，感染病毒的母親產下有嚴重缺陷的嬰兒，尤其是畸形小頭。重新檢視病歷之後才發現太平洋島嶼也出現同樣狀況，只是當時沒人把不同病症聯想在一起。

派布斯及牛津大學的團隊使用當初對抗 HIV 的方法，將巴西的病毒定序，發現病毒來自玻里尼西亞。事實上，病毒之間的相似度很高，跟新冠病毒的狀況一樣，派布斯因此推論它們都來自同一個源頭，或許是某個感染者。（原注24）此人可能只是被蚊子咬一口就受到感染。就那麼一口。二〇一六年十一月底為止，茲卡病毒在美洲已經造成三千七百名畸形兒。

派布斯也發現，茲卡病毒在二〇一三年就已經抵達美洲，但過兩年才被發現。跟所有快速蔓延的流行病一樣，一開始病例很少，最初可能是玻里尼西亞的足球迷在二〇一三年六月前往巴西觀賞世界盃足球賽後帶回來的。

沒人真正知道茲卡病毒為什麼會突然大爆發。但派布斯認為，病毒並未產生明顯變異足以提供合理的解釋。有可能病毒在其他地方多半都寄生於猴子，偶爾傳染給人，而兒童又更容易感染，但通常只有輕微症狀，之後就產生抗體。經過一代之後，大人都有了抗體。但雅浦島上沒有猴子，也沒人有抗體，所以每個人都染病，大人尤其嚴重，孕婦更加危險。

至於茲卡病毒為什麼會突然西移，派布斯推測是因為機會變多。二〇一二到一四年間，玻里尼西亞到巴西的航班增加了百分之五十。病毒要傳到太平洋彼岸，不是病媒蚊就是感染者必須搭機橫越海洋。而人要感染茲卡病毒，必須先被蚊子叮到才行：有人被蚊子叮了感染病毒，接著再把病毒傳給別人。

現今在南半球不同國家之間返往的人愈來愈多，染病可能性也更高，尤其若兩地剛好都處於蚊子高峰季。根據聯合國國際勞工組織的報告，從兩千年開始，相較於前往北半球工作的人數，前往南半球工作的人數一年間就從六千萬增加到八千兩百萬。

如流行病學家的預測，茲卡病例在美洲逐漸減少，因為已經有夠多人染病因而群體免疫。當大多數人都染過病並免疫之後，病毒就很難找到容易感染的新目標，最後就會在原來的宿主裡滅亡。

當新一代沒有抗體的人出生並日漸增加之後，群體免疫力就會減弱，因此流行病學家預期茲卡病毒會再捲土重來。他們不確定時間，可能還要好幾年，病毒也可能移往他處。地球上現在有二十億人口住在有白線斑蚊的地方。

茲卡疫苗在二〇一六年已經通過人體安全試驗，得施打在有感染風險的人身上才能測出成效，但目前茲卡病毒的傳播範圍太小，很難測出實際效用。諷刺的是，要等到茲卡病毒重返，我們才能做出疫苗。這是新興傳染病的永久難題。

要防治茲卡病毒，以及瘧疾、屈公病和登革熱等經由蚊子傳播的傳染病，必須監控蚊子的活動。然而從二〇一五年爆發的茲卡疫情可見，應該負責這項工作的許多衛生單位效能低落。曾做過大規模瘧疾防治計畫的富裕國家，在瘧疾絕跡之後，於一九八〇年代便刪除了這些計畫，人力和專業也隨之消失。二〇一五年，美國疾病管制中心發現，國內只有十二名能夠鑑定並管控病媒蚊的昆蟲學家可處理茲卡入侵的危險。據說美國當局還把一名退休人員從加勒比海的帆船上抓回來工作。

研發新興傳染病療法的難題

世衛組織的名單上還有一個最可能讓科學家輾轉難眠的傳染病——不是流感（這稍後再述），是很少人聽過的**立百病毒**。老實說，這個真的嚇到我了。

研究新興傳染病的科學家每兩年都會在維也納聚會。二〇一六年我跟著去聊聊他們的研究成果。一邊喝著好喝的維也納咖啡、一邊聊天時，我順便做了個調查：在這裡聽到的各種新興傳染病中，哪種最讓你害怕？結果立百病毒輕易勝出。

如果你仔細看電影《全境擴散》的最後一幕，就會認識立百病毒。這種病毒是由世界上最大的蝙蝠馬來狐蝠（vampyrus）所傳播，牠們展開雙翼時長度可達一點五公尺，主要以水果為食。

一九九八年，由於聖嬰現象（週期性的氣候變化）以及人為森林大火引發的濃煙，馬來西亞森林裡的樹木都沒結果，迫使沒水果可吃的大狐蝠遷往馬來西亞半島的農場，包括立百新村這個村落。蝙蝠吃了農夫種的水果，還把吃剩的果肉丟進豬圈，甚至在豬圈裡排泄。

豬隻吃下這些東西之後引發嚴重腦炎，照顧病豬的人類也是。病毒從馬來西亞擴散到新加坡，兩國共兩百七十六人染病，其中一百零六人不治。一百萬頭豬隻遭到撲殺以阻止疑似豬瘟的疾病擴散，後來科學家才發現病毒的源頭是蝙蝠。（原注25）

二〇〇一年，立百病毒在孟加拉和鄰近的印度現蹤。後來發現是大狐蝠喝了農夫從棕櫚樹上採收的甜樹液，汙染了棕櫚汁。這種病毒現在每年冬天都會在該地區爆發，致死率高達百分之七十五。二〇一八年它在印度西南方的喀拉拉邦（Kerala）出現，離孟加拉有一千六百哩遠。

這種馬來西亞病毒很少人傳人，但孟加拉的病毒會，雖然連續感染幾個人之後就又滅亡。根據喬治城大學的傳染病專家丹尼爾．魯西（Daneil Lucey）的解釋，立百病毒仍然具有快速傳播的潛力。他表示，更令人擔憂的是它有時會引起肺炎，似乎也會透過飛沫傳染。大家都知道，經由飛沫傳染的傳染病真的很麻煩。

一般認為喀拉拉是印度公共衛生做得最好的一區，這次也成功拉平了新冠肺炎的疫情曲線。他們將感染立百病毒的患者隔離治療，阻止疫情爆發，但仍有十七人不治，其中包括醫護人員。

另一種跟立百病毒很像的亨德拉病毒（Hendra virus）也是由果蝠傳播，在澳洲經由馬匹傳染給人類。現在已經有馬用的疫苗，表示人類疫苗指日可待。此外，昆士蘭大學研發出一種療法。人體免疫系統產生的蛋白可跟特定病原結合，吸引免疫細胞將之摧毀。免疫學家利用不同方法培養出這種細胞，再以此製造出同樣的抗體，稱為「單株抗體」（monoclonal）。

好處是只要把細胞培養規模擴大，就能增加單株抗體的數量。通常人感染一週或更久時間之後，才會對新病原產生抗體，而如果剛發病就很嚴重，那可能就太遲了。注射能攻擊病毒的單株抗體可以幫助人體更早開始對抗疾病。有一種能對抗亨德拉病毒（應該也能對抗立百病毒）的抗體，二〇二〇年通過了人體安全測試。

二〇一八年，昆士蘭大學的團隊將抗體送往喀拉拉，還沒派上用場疫情就控制住了。二〇一九年，喀拉拉只出現一個二十三歲的病例，後來痊癒。喀拉拉邦將抗體保存下來，但至今我們仍不確定它對立百病毒的效用。若能確認其療效將對人類有益，因為單株抗體是我們能在短時間內製造並用來對抗病毒的最有效療法。目前科學家也正在研究它對新冠肺炎的效果。（原注26）

研發新興傳染病療法的一大難題，就是這些傳染病才剛出現。病毒學家原本擔心立百病毒會演變成全球大流行，但目前為止它只危害一小群人且無模式可尋，所以很難檢驗各式療法。流行病預防創新聯盟現階段有四種疫苗在進行動物實驗或人體安全試驗，但要測試一種疫苗是否有效，必須在疫情爆發時使用才知道。

沒人知道下一次會在哪裡爆發，但有可能是新的地方。非洲果蝠也是立百病毒的宿主。二〇一四年達薩克及其同僚發現，住在森林砍伐地區以及獵捕果蝠為食的喀麥隆人，體內有立百病毒的抗體，顯示他們曾經感染過病毒。（原注27）

最後則是**伊波拉病毒**。二〇一四年伊波拉病毒肆虐賴比瑞亞、幾內亞和獅子山共和國，震撼了醫學界。這種同樣以蝙蝠為宿主的病毒最初在剛果被發現，一開始在當地或附近地區引發的疫情多半屬小規模且可控制。沒人預期它會在西非出現，雖然後來傳出病毒更早就被發現，只是未引起關注。

疫情在二〇一三年十二月爆發，直到隔年三月才確認是伊波拉病毒。幾內亞政府一開始擔心嚇跑外國投資者，所以不肯通報病例，病毒因此向外擴散。世衛組織不願惹惱會員國又礙於官僚作業，所以也拖拖拉拉。(原注28)病毒入侵城市之後就失控了，最後造成兩萬八千六百一十六人感染，比之前的任何一次都多上五十倍，根據最保守的估計，其中有百分之七十的感染者喪命。二〇一四年八月，世衛宣布西非伊波拉疫情為緊急事件，但疫情曲線已經快速攀升到難以想像的程度。

最後是全球群起因應，用遏止新冠肺炎的同一套方法防堵疫情。世衛組織也在艾爾沃德的帶領下改變防疫策略，多年後也是他帶領團隊前往中國調查新冠疫情。除了隔離患者、追蹤檢疫接觸者之外，改變一般民眾的行為同樣重要。於是朋友之間暫停擁抱，家屬在喪禮上也不再碰觸染病亡故的家人。

跟新冠疫情一樣，當時尚未研發出可對抗伊波拉的藥物或疫苗。二〇〇一年美國歷經炭疽攻擊事件之後曾投入資金研發疫苗，因為那時候他們認為伊波拉病毒有可能被當作生化武器，可惜幾年後就不再有資金挹注。二〇一五年初，有些公司利用研發出的疫苗原型拔得頭籌，在疫情延燒之際測試疫苗是否有效。

雖然證明疫苗將近百分之百有效，卻花了一整年生產並拿到在非洲使用的許可，而那時候疫情已經幾乎平息，只能在少數地方試驗。然而，二〇一八年剛果共和國衝突不斷的東部地區爆發伊波拉疫情時，就用上了這支疫苗和其他疫苗。二〇二〇年四月，伊波拉疫情幾乎銷聲匿跡，只是在新冠肺炎愈演愈烈之際幾乎無人注意。當時近三十萬名感染者的接觸者以及接觸者的接觸者，都施打了二〇一四年測試的疫苗。在大規模的病毒防堵行動中，阻止病毒傳播的成功率高達百分之九十七點五。

世衛組織面對二〇一四年伊波拉疫情的慢半拍反應引來撻伐。但世衛的角色一直以來都只是為各國提供治療建議、為醫療產品制訂標準，以及推廣疫苗接種之類的長期行動。雖然它也應該在國際間爆發疫情時協調抗疫，但其實它從來就不是全球公衛緊急事件的因應單位；直到二〇一六年經過大改組，才正式承擔起這個任務。這樣的轉變對我們對抗這次的全球大流行很有幫助。

也就是說，一九七〇年代對抗傳染病失敗之後，針對新興傳染病的討論至少持續了多年，早在一九九二年就有報告提醒世界各國提防與日俱增的相關威脅。但遲至二〇一四年爆發有史以來最大的伊波拉疫情，險些釀成大災難，世衛組織才蛻變成緊急救災單位，因應在那之前竟然從未爆發過的大流行。伊波拉疫情同時也促成流行病預防創新聯盟的成立，並刺激世衛組織提出研發藍圖和危險病毒名單。

這裡有個罕見的樂觀想法：想想新冠肺炎可以激勵我們做出什麼樣的行動。

值得一提的是，由於蝙蝠病毒仍然無法適應人體，伊波拉病毒在西非的傳播速度相對緩慢。但後來研究員驚恐地發現，病毒擴散的同時也逐漸適應了人體，或許傳播能力也會隨之增強。（原注29）如此一來，要遏止病毒就更難了。

病毒演化是人類面臨的未知領域之一，而未來我們只會更充分意識到，面對傳染病我們有多麼脆弱不堪。之後我會再深入討論此議題，尤其是這種情況對危險病毒可能造成的影響。

我們已知的資訊已經足以理解目前人類遭遇的病毒對手。讓我們先來看看新冠病毒如何發跡。

第三章

SARS, MERS——不能說這一切毫無預警！

經驗是讓你發現自己又犯下同樣錯誤的神奇東西。

——二十世紀美國記者法蘭克林・瓊斯 Franklin Jones：

二〇〇六年流行病學家鍾南山談到 SARS 時引用了這句話（原注1）

「你有聽說廣州市的疫情嗎？我在教師聊天室認識的一個人住在那裡，他說當地醫院關閉，還有人死掉。」二〇〇三年二月十日，傳染病專家及美國海軍預防醫療團隊的前隊長史蒂芬・康寧（Stephen Cunnion）收到友人寄來的這封電子信。由於找不到進一步的資訊，他把這封信貼上 ProMED 網站。

同一天，ProMED 收到香港衛生署的通知，警告旅客廣東爆發不明肺炎。廣東是中國東南方的省分，隔壁就是香港，人口多達一億，廣州是它的省會及最大城。兩則訊息都在 ProMed 貼出。（原注2）隔天，世衛組織詢問中國詳情。中國衛生部回覆，廣東省確實在前年十一月爆發肺炎，三百零五例確診，五人死亡。

這是嚴重急性呼吸道症候群（severe acute respiratory syndrome, SARS）的消息第一次公諸於世。它在二〇〇三年上半蔓延二十九個國家和地區，造成八千零九十六人染疫，七百七十四人死亡，其中很多是醫護人員，後來幸運被撲滅。

SARS 在後來新冠肺炎的相關討論中一再出現，因為它很多方面都是新冠肺炎的先驅。後來經確認新冠病毒跟 SARS 病毒是同一種病毒，前者因此命名為 SARS-CoV-2。新冠病毒的傳播速度更快，但較不致命，除此之外都跟 SARS 病毒大致相同。回顧當年我為《新科學人》所做的 SARS 報導，我很驚訝經過這段時間改變似乎不大。

要了解是什麼引發新冠肺炎，以及該如何預防下次的全球大流行，我們得先了解SARS。畢竟那是眼下這場疫情爆發前的一個清楚警訊。SARS之後我們又收到兩次警告，但我們做的事還是很有限。

病毒遲早會找上你身邊的人

當時世衛組織早就對情況略知一二。二〇〇二年底，加拿大政府監控全球疾病報導的系統就接收到中國肺炎的訊息，但礙於規定世衛無法進一步調查尚未收到政府正式通知的消息。所以直到二〇〇三年二月十一日香港正式提出警告之前，世衛無法詢問中國詳情。

同樣是二月十一日，廣州首次公布疫情，但當地民眾早就開始搶購草藥和醋（傳統的消毒劑）。衛生部門說是常見的黴漿菌感染引發的肺炎，已經受到控制。ProMED稱此說法只是「推測」，並貼出入院治療者很多是醫生和護士的報導。（原注3）

二月十八日，中國疾控中心表示肺炎乃是由披衣菌引起（另一種細菌感染），現已控制住。ProMED再次委婉地表示懷疑。（原注4）換個角度來看，若是這兩種細菌感染都還算是好消息，因為可以用抗生素加以治療。但也可能是主要由病毒引起的共同感染，而大部分的病毒感染尚且無藥可治。二月二十日，ProMED貼出外國媒體的報導，文中引用某位不願曝光的廣東醫師的話，他說不能排除是病毒感染。（原注5）

世衛能做的還是很少。根據當時的規定，一定要取得疫區國家的同意才能對外發布疫情爆發的消息。而且世衛只能跟該國政府取得正式消息，不能依據其他地方的消息採取行動。

沒多久，緊密相連的世界使疫情跨越國界，情況因此變得更加複雜。二月二十二日，在廣東醫治肺炎病患的劉劍倫醫師前往香港京華國際酒店九樓參加婚禮時出現症狀。他知道自己得了肺炎，要醫護人員將他隔離，但當時醫院尚未收到正式警告也未採取充分的預防措施。後來有些人也染病。劉醫師在十天後病逝。

同時間，住在京華酒店同一樓層的另外七人也染上肺炎，並把病毒帶到香港的醫院和其他三個國家。換句話說，劉是超級傳播者。沒有人確切知道這些人是如何被感染的。SARS像新冠肺炎一樣經由咳嗽噴出的飛沫傳染，病毒也一樣能在物體表面存活數日。有人懷疑是潛伏在九樓電梯按鈕上的病毒惹的禍。

同樣到過九樓的美籍華裔商人陳強尼（Johnny Chen）幾天後也在河內發病，照顧他的人也病倒。四十六歲的義大利傳染病專家卡羅・厄巴尼（Carlo Urbani）當時在河內為世衛工作，他發現這是一種全新的傳染病並警告世衛組織，同時在醫院開始採取感染控制措施。後來他自己也染疫病故。位在日內瓦的世衛總部還可以看到他的紀念牌匾。從他的肺臟培養出的病毒名為「厄巴尼株」，目前仍用於病毒研究上。

京華酒店九樓還有其他人去了加拿大和新加坡，這兩個國家最後約有兩百五十人死於SARS。越南六十三人，中國三百四十九人，香港兩百九十九人。

SARS的致死率是百分之十，比新冠肺炎目前估計的致死率還高。它對老年人的打擊也更大，殺傷力更強，六十歲以上的感染者有半數死亡。兩種病毒的致命方式似乎都是透過免疫系統的失控反應，名為細胞激素風暴（cytokine storm）。細胞激素是人體用來傳遞訊息、啟動發炎這種免疫反應的化學物質。（原注6）發炎通常是人體抵擋外來入侵的方法，但有些人的身體碰到病原會釋放過多的細胞激素。

既然疫情已經蔓延到中國之外，世衛組織就能代表其他爆發疫情的國家採取行動。三月十二日，世衛發出警示，要各國政府和航空公司留意出現的病例，並指出在香港和越南爆發疫情——還有廣東，儘管中國官方仍堅稱是披衣菌引起的肺炎。世衛指出廣東的肺炎起因「正在調查中」。不久，臺灣、新加坡、泰國和太平洋彼岸的加拿大也傳出病例。但中國通報的病例只有三百零五例，跟前一個月一樣。

同時間，中國向世衛要求技術援助。世衛團隊在三月二十三日抵達北京。中國的病例旋即攀升到七百九十二例，顯示有其他專家在場讓中國當局的態度更加開放。但團隊被留在北京，直到四月二日才獲准前往廣東的疫情爆發點。

當時疫情已經到達緊要關頭。世衛當初成立時將國家主權原則奉為圭臬，跟二次世界大戰後的聯合國立場一致，因此管制疾病與其他事項皆須遵守這個原則。一九六九年通過的《國際衛生條例》（International Health Regulations，前身可追溯到十九世紀）也禁止世衛在未獲會員國明確允許前過度介入各國事務。

但愛滋爆發後大眾對新興傳染病產生的恐懼，以及美國國家醫學院一九九二年的報告，都讓「全球衛生安全」這個新觀念逐漸崛起。這個概念是說，在一個緊密相連的世界裡，傳染病可能快速蔓延全球，所以有時為了大局著想，國際組織應該有權介入主權獨立的國家，確保危險傳染病得到控制。隱而未宣的想法是，過去的經驗一再告訴我們：各國政府為自身利益所做的事，不一定符合世界整體的利益，尤其是傳染病爆發的時候。（原注7）

二〇〇三年，當時的世衛祕書長布倫特蘭德（Gro Harlem Brundtland）決定出手干預。布倫特蘭德至今在世衛仍備受尊崇，部分原因就是她處理 SARS 危機時展現的魄力。她似乎很好鬥。有次我在記者會上問她對某些批評的看法，她好像只聽到我複述那些批評，於是直接伸出手往我胸口用力一戳就掉頭走開。我問她的助理她是不是向來如此。「喔，沒錯，」他說。

打從一開始，SARS 病毒就只能相對有限的透過飛沫傳染，而且所有病例都能追蹤到其他病例，這就表示防堵法能發揮效用。但在三月三十日，香港的淘大花園公寓突然冒出兩百多個病例。當時世衛的傳染病主任大衛・海曼（David Heymann）告訴我，有人擔心病毒已經能夠藉由空氣傳播，這樣疫情就更難控制了。因此布倫特蘭德在二〇〇三年四月二日建議世界各國，除非必要，暫停前往香港和廣東省。

追查後發現淘大花園是因為排汙管線瑕疵造成感染，對空氣傳播的恐懼才消退。但四月底世衛仍進一步發布北京和多倫多的旅遊警示，直到兩地大幅控制住疫情才解除；多倫多是一週後，其他城市約兩個月。

世衛未先取得各國同意就發布這種會對經濟造成直接影響的警示，這在過去是前所未見。旅遊警示代表可觀的經濟損失。多倫多當局估計損失高達兩億六千五百萬美元，還派了代表團前往世衛總部表達抗議。

中國衛生部對旅遊警示的反應更強烈，隔天即鼓勵人民前往廣東旅遊。接下來幾週，中共當局限制世衛官員在中國的訪問行程，甚至還短報病例。布倫特蘭德則表達公開譴責。

四月九日，北京醫院的退休外科醫師蔣彥永告訴北京電視臺，疫情受到控制的說法並非事實，光是北京的實際確診數就是官方數字的五倍多。西方媒體報導了他的說法，中國民眾也透過手機網路將消息傳開。

隔天，當時的廣州呼吸疾病研究所所長鍾南山告訴媒體：「疾病的來源都還不確定，怎能說它已經控制住？」（原注8）他懷疑是病毒，後來也撰文披露中國某實驗室早在二月二十六日就確認是冠狀病毒卻隱瞞消息，因為官方仍堅稱是細菌。

四月十四日，加拿大研究室將感染源可溯及中國患者的SARS病毒定序。把病源推給細菌的說法再也不可信，世衛組織也證實肺炎是由病毒引起。

研究這段歷史的美國西東大學（Seton Hall University）的黃嚴宗（音譯）指出，中國共產黨最高委員會四月十七日要求改變策略，當時的領導人胡錦濤指示官員停止隱瞞疫情。兩天後，官員坦承北京有三百四十六例確診，而原本報導的數字只有三十

七例。（原注9）

中國以外的國家迅速展開行動。海曼召集全球的醫生、流行病學家和病毒學家每天開電話會議，交流最佳療法、加速研發篩檢方法，並釐清病毒的傳播方式。二〇二〇年三月海曼告訴我，全球電話會議後來變成一種可靠的模式。這次的新冠肺炎，同樣一批人再度上場，只是換成了線上會議。

後來的情況就跟現在一樣，控制流行病的古老方法成了關鍵：隔離患者、追蹤檢疫接觸者。在收治患者的醫院內，醫護人員若發燒就自我隔離。香港禁止接觸者擅自出門，違反規定就會被警察追回。新加坡用當時仍屬新奇的網路攝影機監控隔離者。多倫多因為太快放鬆隔離政策，疫情險些失控，幸好後來懸崖勒馬。

然而，當時有資深的衛生專家告訴我，防堵或許能減緩疫情擴散的速度，但病毒終究會蔓延到其他缺乏防疫資源或社會秩序不穩的地方。換句話說，SARS不會輕易消失。四月二十六日，我在《新科學人》中寫道，富裕國家為求自保，必須確保富國和窮國都能得到最終的疫苗，因為「SARS遲早會找上你身邊的人」。

但是我得到的消息並不正確，即使他們的恐懼完全合理。有時幸運之神會伸出援手。SARS病毒從未抵達金沙薩或加爾各答。到七月五日為止，已經有三週未傳出新病例，世衛組織也宣布 SARS 疫情「已被控制住」。

從 SARS 疫情中學到的五個教訓

值得一提的是，決定不再隱瞞 SARS 疫情之後，中國展開抗煞總動員，不准學生離開宿舍，並砸下逾十億美金整修醫院，同時積極確認並隔離病患。聽起來很耳熟嗎？從隱瞞疫情到全力抗疫，這種突然的轉變跟新冠肺炎相似得令人心裡發毛。就跟現在一樣，當時的努力奏效了。如果能更早開始，所有工作就會更容易，或許也不會有那麼多人喪命。

事後有更多檯面下的消息流出。二〇〇四年黃嚴宗寫道，廣東的衛生官員一開始就確認新疾病為病毒所引起並通報當局，但法律規定在衛生部門宣布之前，任何傳染病爆發的消息皆屬國家機密，因此他們有口難言。之後相關部會也未快速因應，其中一個原因是中國農曆年假一路放到二月十一日。(原注10)

後來，三月的全國人民代表大會期間，新聞再度被封鎖，就跟新冠肺炎爆發時武漢人民代表大會期間一樣。黃嚴宗指出，底層官員怕事態難看就對資深官員輕描淡寫。再次跟新冠肺炎的狀況如出一轍。

經過了SARS的悲慘教訓，你或許以為我們這次會表現得更好。事實上，SARS事件過後，中國設立了第一章提過的自動通報系統，目的就是要讓醫師能繞過官僚體系直接對中央通報可疑病例，特別是不明肺炎，以確保當初阻礙SARS上報以致延誤行動的事情重演。然而，新冠肺炎爆發時，「報喜不報憂」的官僚文化再度使通報系統起不了作用。

成功抗煞後一年，有幾次病毒再度爆發又很快被遏止，包括從病毒實驗室流出的病毒，還有據說來自「野外」的病毒。兩種來源都令人憂心。

實驗室一直是令人擔心的危險病毒來源，雖然SARS事件後科學家和管理者都提高警戒。二〇二〇年四月，有人懷疑新冠病毒可能是由武漢病毒研究所流出的，但目前並無確證。二〇一五年該研究所成立中國第一個生物研究最高安全等級的實驗室，從事最危險的病原體之研究。但這類實驗室即使有沖浴、過濾和防護衣保護，科學家仍然可能感染病毒、甚至出現症狀，並把病毒帶到外面。

此外，SARS病毒或其他類似病毒依舊有可能潛伏在野生動物身上。根據推測，這就是病毒的源頭。事實上，武漢研究所的病毒學家確實先後在二〇〇五年和二〇一七年確認此事並對世界發出警報。這點稍後再述。

儘管有些SARS病毒仍存在少數實驗室的冷凍箱和野地裡，但顯然已經從人類世界中絕跡。人類打贏了這場戰爭，雖然是險勝。海曼認為，控制SARS的關鍵在於，SARS病毒要到感染晚期、患者出現症狀後，才會從口鼻經由飛沫傳播，因為在此之前病毒不會聚積在鼻腔或口腔裡。因此，如果把每個發燒的感染者隔離，就能阻止病毒擴散。但新冠肺炎就不同了。感染者出現症狀前一兩天，病毒就具有感染力。**症狀出現之前就會擴散的病毒很難控制**，愛滋病就是很好的例子。

SARS不像新冠肺炎的傳播速度那麼快，所以不需嚴格保持社交距離以減緩病毒擴散的速度，藉此減少必須隔離檢疫的接觸者並讓防堵工作得以成功。除此之外，SARS也沒有無症狀病例，所以從未造成社區感染。

SARS也從未擴散到貧窮國家缺乏防疫資源又混亂的大城市。但這次就沒那麼幸運了。SARS之後，從中國前往這些地方的航班已經增加十倍有餘，一是因為國際旅遊變得頻繁，二是中國富裕人口大量增加。另外，中國在歐亞大陸和非洲推動的大規模投資和基礎建設計畫「一帶一路」也是原因之一。

簡單來說，二〇〇三年我們閃過子彈逃過了一劫。ProMED、世衛高層、各國專家、古老的流行病學，最後還有中國的醫師和科學家所帶領的大規模行動，聯手撲滅了 SARS。SARS 病毒比新冠病毒不擅人傳人，也是我們的一大利基。

如今回顧，最令人印象深刻的是全世界快速且高效率的反應。跟新冠肺炎不同的是，SARS 病毒沒有機會在中國以外的國家壯大，儘管兩次中國都反應太慢。而 SARS 病毒所到之處，也無人質疑採取防堵措施的必要，或者說要仰賴群體免疫來終止疫情。因為反應夠快，SARS 才沒有大幅擴散，升級為全球大流行。

或許是 SARS 的高致死率把大家嚇得乖乖聽話。或許是因為它在症狀出現前無法傳播且較少輕症，所以要大家按照流行病學家的建議做比較容易，也比較不會引起恐慌。再者，十七年前大眾對專家的信任度較高。

但我們從 SARS 中學到了教訓，並加以運用在系出同源的新冠肺炎上嗎？二〇〇三年底，世衛組織在世界衛生報告中列出從 SARS 疫情中學到的五個教訓。(原注11)

第五個教訓：醫療系統應當保護醫護人員。在 SARS 疫區國家中，醫護人員占全部病例的三分之一到三分之二。護理師過去（現在也是）多為女性，女性醫護比男性醫護感染 SARS 的機率多二點七倍，但醫院之外則男女比例相當。然而即使在現今的富裕國家，醫師和護士也會染病倒下，必須在缺乏口罩、手套、防護衣的情況下照顧新冠病患。看來我們並未記取教訓。

第四個教訓：「必要時，全球科學家、醫師和公衛專家都願意拋開學術競爭，共同合作守護大眾健康。」這一點在新冠肺炎爆發時不只做到了，而且程度超乎預期。科學和醫學上的合作排山倒海，研究數量也是，甚至墨水未乾就在 bioRxiv 或 medRxiv 等預印本平臺上貼出。這也表示這些研究尚未通過專家審核，這一點確實需要留意，不過科學家們經常會湧入這些平臺給予評論。

世衛組織的艾爾沃德在二〇二〇年二月前往中國調查新冠肺炎。歸來之後他說：「我總是為科技人彼此溝通的能力感到讚嘆。」對報導這則新聞的我來說，看著全球科學社群幾個月來不眠不休對抗一個貨真價實的全球危機，感覺很不可思議。無論是 SARS 或新冠肺炎，不管在中國或其他地方，公開資訊向世界示警的都是醫師和科學家。我們已牢牢記得這個教訓。

第三個教訓是，旅遊限制有其幫助，但世衛也承認在機場量體溫只攔截到兩個 SARS 病例。關於這一點有些難以定論。多個研究小組的模擬研究顯示，關閉國境的效用不大。新冠疫情爆發時，世衛組織不建議各國關閉國境。二〇一四年伊波拉疫情爆發時，關閉國境確實有礙回應疫情。儘管如此，世界各國還是在封城之後進一步鎖國，以減緩新冠肺炎擴散，而旅遊限制在中國也確實發揮關鍵作用。

第二個教訓是，全球通報系統發揮了效用。二〇〇三年三月，世衛組織發布SARS警報之後，疫區國家加強戒備並將疫情控制住，其他國家也嚴防移入病例造成疫情擴散。因為SARS的關係，《國際衛生條例》在二〇〇五年大幅修改，要求世衛在特殊威脅逼近時對全球發布「國際關注的突發公共衛生事件」聲明。新冠疫情爆發時，世衛在一月三十日發布聲明。我們確實學到了教訓。

第一個教訓則值得全文引述：

> 首先也最深刻的教訓是，任何可能引起全球流行的疾病，都有必要快速且公開地對外通報。害怕隨之引起的社會和經濟後果而隱瞞疫情的作法，皆非長久之計，而且代價高昂。之後反而可能造成嚴重災難和死亡，並失去國際社群的信任，加劇對本國經濟的負面影響，危害鄰國的健康和經濟，同時伴隨著本國疫情失控的風險……加強傳染病通報和防治系統，是保護公共衛生免於SARS及未來各種傳染病威脅的唯一可行方法。

世衛這番話針對的是所有國家。儘管二〇〇三和二〇二〇年拉響警報的責任都落在中國，全世界仍必須記取這個教訓。比起二〇〇三年的SARS事件，新冠肺炎剛爆發時中國在很多方面都比過去更加開放，除了疾病具傳染性的關鍵細節。可見我們還是沒有學到足夠的教訓。

綜觀而論，我們學到了兩個教訓，兩個有待加強，一個則無庸置疑。而我們未能從SARS記取的教訓造成了致命的後果。

這裡有個很好的例子。二〇〇三年四月我在《新科學人》發表質疑，若香港醫護人員二月就對這種新肺炎有更多了解，或許他們就會嚴加防範傳染，阻止疾病擴散。或者，若是中國早日行動，有沒有可能將SARS限制在廣東。如今新冠疫情爆發，我們也在質疑同樣的事。

別的不說，你可能會以為SARS過後，人類會研發出對抗冠狀病毒的藥物或疫苗，以防SARS或類似疾病再度爆發——這一天也真的到來了。但中國官僚體系不是全球傳染病管制失當紀錄中唯一的實例。西方資本主義同樣出了差錯。

消滅SARS的勝利光芒背後有一道陰影。SARS病毒經過確認後，疫苗和抗病毒藥物的研發工作立刻展開，這些成果如今也被翻出來對抗新冠肺炎。但那些專家說，投入研究的資金二〇〇五年之後就告罄，原因正是SARS已經絕跡。由於研究暫停，累積的知識和工具也就有限。

病毒停止傳播之後，要測試藥物或疫苗是否有效就更加困難了，因為通常是藉由實際治療被感染者或觀察接種疫苗者的反應來檢視藥物成效。也有其他測試方法，例如觀察疫苗在人體的持續免疫反應，或是在高度安全的實驗室裡為接觸病毒的動物施打疫苗。

但海曼說，沒人想花時間做這些事，因為SARS病毒已經絕跡，研發出來的SARS藥物或疫苗就沒有市場。只有大藥廠擁有技術和資金能讓藥物或疫苗通過規模龐大又複雜的安全和有效測試，並進一步取得政府許可。沒有市場，藥廠就不會投資昂貴的試驗，因為他們無法靠販賣最終成品來回本。

過去有些藥廠為國家所有，會為了公共利益進行研發工作，天花疫苗就是這樣來的。但一九八〇年代之後，藥物研發都由私人企業負責，以追求獲利為指標。這不是他們殘忍，而是社會整體的決定，背後的概念是應該盡量讓市場來決定一切，而不是政府。SARS絕跡之後，私人企業投資抗煞藥物和疫苗的財務風險太大，因為無從保證日後用得上。

同樣的市場因素也阻礙了其他重要藥物的研發工作。由於種種因素，這些藥物無法大量或高價販售，研發資金也就難以得到補償，其中最令人擔心的是新的抗生素。雖然不乏另創機制、以銷售獲利之外的方式獎勵藥物研發的討論，但很少有到達商業規模的嘗試。

所有這些都使研發藥物和疫苗的私人企業更不可能為防治新興傳染病投入資金。然而，大眾利益又再度受到重視。過去十年，公私協力的夥伴關係崛起，為主要在貧窮國家發現的疾病研發藥物和疫苗，資金由比爾暨梅琳達蓋茲基金會（Bill and Melinda Gates Foundation）和其他基金會提供。流行病預防創新聯盟將這些資金投入新興傳染病的疫苗研發，現在也投入新冠疫苗的研發，及時為這場危機伸出援手。

然而 SARS 之後沒有人真正投入對抗冠狀病毒的工作還有另一個原因：有些病毒學家認為 SARS 從此消失，不會再復返。他們犯了兩個錯誤。德國盧貝克大學（University of Lübeck）的羅夫．希根菲爾德（Rolf Hilgenfeld）曾經致力於研發抗煞藥物，無奈二〇〇六年研究資金用盡。他說其中一個錯誤源自 SARS 病毒和其他冠狀病毒的主要基因差異；SARS 病毒的一個基因少了其他冠狀病毒有的二十九個核苷酸。

這種「缺失」（deletion）在類似的病毒中絕不陌生，因此它們的基因是RNA（核醣核酸），而不是DNA（去氧核醣核酸）：RNA病毒的基因較不穩定。當時科學家還不了解這種基因的功能。不過有些人認為，這個主要差異就是SARS突然能人傳人的關鍵。他們並且推論，同樣的劇烈變異不太可能再度發生。因此，SARS不會再死而復返。

對此其他病毒學家並不同意。「我絕對沒說過那種話，」世界頂尖的病毒學家亞伯．奧斯特豪斯表示，二〇〇三年他的實驗室找到SARS病毒引發疫情的證據。但這麼說的人至少說對一件事：SARS的「缺失」確實沒有死而復返。新冠病毒並沒有這種缺失，卻比SARS病毒在人類之間傳播更快，可見這種差異不如他們想像的重要。

他們還犯了另一個錯誤：以為SARS在野生動物中也絕跡了。二〇〇五年，由於在果子狸體內一直沒發現SARS病毒，有些研究員就斷定病毒在自然界已經消失，不再會危害人類。（原注12）

一開始科學家以為患者是在販賣野味的市場染上SARS，跟新冠肺炎最初的感染者一樣。他們在廣東市場關果子狸的籠子裡發現SARS病毒。果子狸是一種跟貓同科的哺乳動物，在中國的飼養場裡以人工培育作為野味販售。環保團體國際野生動物貿易研究委員會（TRAFFIC）的總部設在英國劍橋，專門監控瀕危野生動物的買賣交易，根據他們的統計資料，二〇〇三年中國為了消滅病毒而撲殺了市場上約一萬隻果子狸。

可憐了這些果子狸，如今病毒學家認為病毒並非牠們引起，而是蝙蝠。廣東市場的少數果子狸和貉（另一種哺乳動物）身上都發現 SARS 病毒，或曾經感染病毒，但因為果子狸賣出的數量多很多，所以就成了關注焦點。然而，病毒學家回顧二〇〇七年的研究之後表示，在其他地方的果子狸身上從未發現過 SARS 病毒，無論是野生或人工飼養的果子狸，證明牠們跟人類一樣是在市場裡被感染的。（原注13）問題是，果子狸是把病毒傳給人類的「中間宿主」一說已經廣為流傳。類似的傳言如今也套用在新冠肺炎與穿山甲的關係。

不過中國科學家早在二〇〇五年就提出病毒可能潛伏在其他動物體內的警訊。同年，武漢病毒研究所的病毒學家通報，蝙蝠體內有非常類似 SARS 病毒的冠狀病毒，而這些蝙蝠也在市場販售。（原注14）「若不採取行動管制野味市場，」鍾南山在二〇〇六年直言，SARS 病毒可能再次「發展成流行病毒株」。（原注15）然而，私人和公家的研究募資單位仍舊接受了「SARS 已經絕跡」這種更討喜的評估。

SARS 從人類世界消失到新冠肺炎爆發這期間，冠狀病毒還給了我們另一次警告，那就是 MERS。

了解 MERS 的三個理由

二〇一二年六月，在沙烏地阿拉伯港口城市吉達（Jeddah）的醫院工作的埃及病毒學家阿里．薩基（Ali Zaki）無法確認六十歲肺炎患者的死因。唯一呈現陽性的檢驗是冠狀病毒的基因檢測。但 SARS 已經消失很久，而人體內另一種已知的冠狀病毒只會引起一般感冒。薩基心想，如果有哪個病毒學家能鑑定未知的病毒，必定就是鹿特丹的朗恩．傅希耶（Ron Fouchier）。於是他把病毒樣本寄給他。

科學家通常沒時間鑑定突然出現的奇怪病毒，圈內不屑地稱之為「集郵」。鑑定病毒很難發表成文章，而研究員賴以存活的研究補助，靠的就是發表研究論文。

但 SARS 的一個正面影響，就是歐盟多了一個資助研究者「收集奇怪郵票」以找出神祕疾病的計畫，以防漏失任何重要發現。傅希耶從該計畫中得到資金。他在薩基寄來的樣本裡發現了過去未知的一種冠狀病毒。令人擔心的是，這種病毒跟 SARS 病毒一樣，與當時病毒學家所知的蝙蝠冠狀病毒密切相關。

薩基把結果貼上ProMED。（原注16）一家英國醫院立刻在一名到過沙烏地阿拉伯的不明肺炎患者身上找到同樣的病毒。

後來薩基告訴我，過沒幾天，沙國衛生部就派了一個「挑釁」又「嚇唬人」的團隊來調查他的辦公室。他趕緊逃到開羅，後來不但被解雇，還被告知回到吉達會有危險。（原注17）

沙國的副衛生部長梅米希（Ziad Memish）告訴我，沙國當局無法容忍直到消息在ProMED爆發，他們才知道病毒的存在，那時候第一個病患已經病逝三個月。此外，一年一度地表最大規模的人類集會「麥加朝聖」的準備工作當時正熱烈展開。這才是真正的問題所在。梅米希在沙國各地推動嚴格的衛生控制，避免任何比「朝聖咳嗽」[1]還嚴重的狀況阻礙朝聖之旅。

薩基和傅希耶都告訴我，麥加朝聖即將到來，所以早日確認病毒是好事，他們後來也發現這種病毒傳播的速度不快。薩基相信，要是他當初只告訴沙國當局，一切不可能進展得那麼快速。

後來此種傳染病就被稱為中東呼吸症候群（Middle East respiratory syndrome,

1.譯按：Hajj cough，指多人近距離接觸常會發生的呼吸道感染，可能導致傳染病爆發而影響朝聖。

MERS），因為中東各地很快就傳出病例。病毒以當地的蝙蝠為宿主，但人是經由駱駝感染病毒。（原注18）

截至二〇一九年十一月，全世界共有兩千四百九十四人確診，其中五分之四在沙國，八百五十八例病故，致死率很高。二〇一五年，一個到過阿拉伯半島的男人把MERS帶到南韓，導致疫情爆發，但主要在醫院內，最後共一百八十四人染病，三十八人死亡。MERS共出現在二十七個國家，主要都是從中東旅遊歸國後發病，但通常各國只有一例或數例。

八年來病毒並未大擴散，主要原因是病毒似乎一直不太適應人體，雖然可以人傳人，但傳了幾個人之後傳播鏈就會斷掉，流行病學家稱之為「有限的人傳人」。動物傳給人類的病毒要對抗全新的免疫系統可能很難，就算成功傳給下一個人，數量也太少，傳播範圍有限。

此外，SARS和新冠病毒都會黏在鼻腔和喉嚨的細胞表面蛋白上，但MERS病毒主要是黏在肺部深處的蛋白質上。這也是它比另外兩種病毒致命的原因，一旦感染就可能要你的命。但這也表示病毒要離開人體再找到下個受害者比較難，畢竟肺部深處不會咳嗽和打噴嚏。

令人擔憂的是，此種病毒承受了適應新宿主的巨大壓力，假以時日若是適應成功，就會變成一種傳播更快又致命的病毒。要避免這種結果，就得把病毒感染並適應人體的機會降到最低。尤其在爆發 MERS 感染的醫院，更要嚴加保護患者和醫護人員。比起 SARS，醫護更容易感染 MERS，一個原因是部分醫療程序可能把在肺部深處的病毒傳給另一個人，例如幫肺炎重症患者插呼吸管。新冠肺炎也有類似的情況。

醫院的傳染病防治人員在抑制 MERS 傳播上大有進步，先是中東的醫院，接著二〇一五年 MERS 入侵南韓醫院後也是。二〇一九年流行病學家估計，為了診斷及遏止 MERS 病毒所做的加倍努力，從二〇一六年來避免了多達五百個病例。（原注19）

所以除非病毒演化，否則 MERS 短期內不會威脅到大多數人。但有三個理由值得我們了解它。第一，從 MERS 事件可見，中國不是唯一不喜歡可怕的新傳染病在自家領土爆發以及外國介入處理的國家。這些年來為了報導傳染病，我看過太多實例。狂牛症最先出現在英國，雖然科學證明它一定也存在於歐洲大陸，歐陸國家卻否認多年。一九九六年我們知道它嚴重危害人體健康，隔年我報導這些科學證據時，在比利時引起騷動，科學家們為了配合官方說法而被迫說謊。（原注20）

第二，SARS 絕跡之後，世上足以危害人類的冠狀病毒就只剩下 MERS，因此新冠肺炎爆發時MERS成為一些冠狀病毒疫苗研發工作的研究對象。目前科學家正在調整這些實驗性疫苗。

第三，如果SARS的教訓還不夠，MERS的出現絕對證明了我們應該加緊腳步為冠狀病毒爆發做好準備。我們到底需要幾次警告才夠呢？

事實上，還有第三次警告。二〇一六年，離中國廣東省佛山市六十哩遠的農場小豬紛紛暴斃；一般認為SARS就是從佛山開始爆發的。這種傳染病後來被命名為SADS，豬急性腹瀉症候群（swine acute diarrhea syndrome）。病毒學家從病豬身上分離出冠狀病毒，發現那跟附近洞穴裡的菊頭蝠（horseshoe bat）排泄物裡的病毒相似度高達百分之九十八點五。這種蝙蝠就是引起SARS和新冠肺炎的同類蝙蝠。感染病毒的小豬可能吃了蝙蝠肉。當時將近兩萬五千頭小豬死亡，而疫情在二〇一九年再度爆發。

農場裡沒有人被感染。但二〇一九年九月，位於杭州市浙江大學的科學家發現，SADS病毒可感染人類的培養細胞。所以又一個來自蝙蝠的冠狀病毒，不但奪走哺乳動物的生命，甚至可能危害人類。但我們還是沒有做太多事來防範這些危險，直到全球都陷入對抗新冠肺炎的戰爭中。

唯一的例外是武漢病毒研究所及生態健康聯盟的一名女性，那就是石正麗。她與研究團隊一路追蹤冠狀病毒到其原本生存的地方——蝙蝠體內。這可能是透澈了解這種病毒的關鍵所在。

第四章

不要怪罪蝙蝠

我們已經見過敵人，那就是我們自己。

——沃特．凱利 Walt Kelly 的連環漫畫《Pogo》

新冠病毒來自蝙蝠。SARS病毒也是，還有MERS、伊波拉病毒、馬堡病毒、立百病毒、亨德拉病毒和拉薩病毒。C型肝炎也是，全球感染人數估計達七千一百萬人。（原注1）一九八二年在愛荷華州的演唱會上，重金屬搖滾歌手奧齊・奧斯本（Ozzy Osburne）拿起歌迷丟到臺上的蝙蝠，當眾咬斷牠的頭；原來他誤以為那是玩具蝙蝠，後來他接連挨了好多針，就怕會感染狂犬病——又是一種蝙蝠病毒（現在的治療方法較為簡單了）。

這些還只是少數已知寄生在蝙蝠體內且會害人生病的病毒。二〇二〇年四月，研究員在緬甸的蝙蝠身上發現六種過去科學界未知的冠狀病毒。（原注2）在這之前，科學家已經在中國的蝙蝠體內發現四百多種冠狀病毒。二〇一七年，調查所有已知的冠狀病毒基因序列後發現，總共有一百種「病毒株」，而它們基本上都屬於同個家族。其中有九十一種以蝙蝠為宿主，使蝙蝠成為冠狀病毒演化的大本營。（原注3）除了冠狀病毒，蝙蝠體內還有其他病毒。

若想要理解這次的新冠大流行，以及該如何避免悲劇重演，我們就必須深入探討蝙蝠和病毒之間的關係。理由有三個。第一，要防範這類全球大流行再度爆發，勢必要弄清楚蝙蝠跟這些病毒的關係。第二，我們也要研究其中有哪些病毒可能傳給人類並採取預防措施。第三，也是最重要的一點，我們必須學會運用這些資訊以採取行動。新冠肺炎爆發時我們明明握有這些資訊，卻沒有派上用場。

確實如此。二〇一三年，中國某個實驗室在蝙蝠身上發現跟新冠病毒很類似的病毒，也經美國的病毒學家證實。但整整七年過去，新冠病毒仍然肆虐全球。中美科學家都曾清楚預警，冠狀病毒可能引起全球大流行，卻無人認真以對，因為沒有人負責這項工作。這一點必須有所改變。

我們知道美洲的蝙蝠在一九五〇年代引發狂犬病，但直到一九九四年才有人曉得牠們身上也藏有許多冠狀病毒。同年，有人在澳洲布里斯本郊區的亨德拉發現，狐蝠（果蝠的一種）會把某種神祕的病毒傳染給馬匹，造成這些馬和兩名照顧馬的人因此病故。此後病毒學家深入探索，找到的相關證據就愈來愈多。

由於擔心蝙蝠因此慘遭撲殺，野生動物學家指控病毒學家在研究過程中過度聚焦於蝙蝠。（原注4）但二〇一七年的一篇評論指出，即使納入其他研究成果，蝙蝠依舊遠比其他哺乳動物更容易帶有會影響人類的傳染病。（原注5）

我們不想傷害那些蝙蝠

二〇〇三年SARS事件過後不久，中國科學家就展開冠狀病毒的長期追蹤。如第三章所示，他們一開始在傳統市場的果子狸身上發現病毒，但只限廣東，其他野生或人工飼養的果子狸身上都沒有。事實上，感染SARS的果子狸會生病，證明牠們不可能是病毒的天然宿主，因為病毒在病畜身上無法存活太久。

二〇〇四年，武漢病毒研究所的石正麗和同事開始在大自然中尋找SARS病毒。他們懷疑廣東的果子狸和患者是否直接被某種「病毒庫」（reservoir）所感染，亦即體內有病毒且會傳染給其他動物或人、自己卻不會生病的動物。

石正麗的團隊知道蝙蝠身上有病毒卻不會生病，而且中國南方的市場愈來愈多「蝙蝠和蝙蝠產物」製成的食物或中藥。於是他們前往中國各地的蝙蝠洞，從數十種蝙蝠身上採集血液、尿液、糞便和咽喉拭子（throat swab）[1]。同事甚至給石正麗取了「蝙蝠女俠」的綽號。

果然，他們發現食蟲的菊頭蝠身上的病毒跟SARS病毒的相似性達百分之九十四，而湖南省和其他省分以及歐亞大陸都有菊頭蝠的蹤跡。蝙蝠病毒雖然都很類似，

1.編按：指以無菌棉棒用力擦拭咽喉內側扁桃腺及鼻咽後側，再迅速將沾滿細胞及分泌物之棉棒放入收集管。

但彼此間的基因變異比人類或果子狸身上的 SARS 病毒略多；不過 SARS 病毒跟這些病毒都系出同源。如果蝙蝠就是 SARS 病毒的天然宿主，可想而知只有少數病毒傳給了果子狸或人類。

他們最初找到的病毒，沒有一個跟 SARS 病毒一模一樣。首先，不同於 SARS 病毒，這些病毒外套膜上的棘蛋白沒有可以接合人類（還有果子狸和蝙蝠）細胞上的 ACE2 蛋白的區域——新冠病毒也是使用這樣的接受器。（原注6）但他們繼續尋找。

二〇〇九年，石正麗團隊跟美國國際開發署（USAID）的 PREDICT 計畫合作。PREDICT 是二〇〇四年 H5N1 禽流感爆發後展開的計畫，稍後會再提到。他們在有人畜共通傳染病「熱點」的國家設立實驗室和監測站，生態健康聯盟也是主要成員。現任生態聯盟副主席凱文・奧利瓦（Kevin Olival）多半在印度和泰國從事相關工作，那裡比中國更有可能接受外援建立病毒研究基礎建設，也成為產出國際級頂尖研究的國家之一。

PREDICT 有個團隊跟中國科學家一起在中國雲南省的林地裡工作。那裡離人口六百萬的昆明市只有四十哩遠，卻是人畜共通傳染病的熱點，有許多住滿蝙蝠的蝙蝠洞。奧利瓦跟我分享他們的研究計畫。

他說他們會趁天黑蝙蝠飛出洞口時設下陷阱捕捉。陷阱長得就像一個超大豎琴，前後兩組垂直線綁在中空的框架上。靠回聲定位的蝙蝠偵測到第一組線隨即在空中掉頭，卻又撞上第二組線，來回飛到沒力就滑進底下的軟袋。「牠們就舒服地窩在裡頭，」奧利瓦說。

這時科學家已經在旁邊的折疊桌上擺好電燈、瓶子、標籤和採樣的拭子。他們採集了每隻蝙蝠的喉嚨、肛門和血液樣本，再讓蝙蝠飛走繼續獵食。身為一個保護自然和追蹤疾病的組織，奧利瓦表示：「我們不想傷害那些蝙蝠。」

雲南的蝙蝠樣本都用於冠狀病毒的分析，但PREDICT也在孟加拉、巴西、哥倫比亞、印尼、馬來西亞和墨西哥，以類似方法採集各種高風險野生動物的樣本。他們用分析比對後的結果來預測哪些傳染病可能爆發。奧利瓦指出，重點是把這些資訊回傳給高風險社群，幫助他們自保。

生態健康聯盟在中國參與已屬進行中的疾病追查行動，雙方的合作很快有了成果。二〇一三年，石正麗的研究室在雲南的蝙蝠身上找到兩種跟SARS病毒有百分之九十五相似度的病毒，而且病毒外套膜蛋白的基因序列能跟人類細胞的ACE2蛋白接合，當年SARS就是藉此侵襲人類。這兩個已經定序的病毒是死掉的病毒，很多蝙蝠樣本都是放在防腐劑裡帶回實驗室，這樣風險較低也較好處理。

但他們也帶回一些活樣本。團隊從中分離出一個能感染蝙蝠和人類細胞的活病毒，而它馬上就被人類的抗體認出來，也就是二〇〇三年 SARS 患者身上只對特定病原發揮作用的免疫蛋白。「蝙蝠身上的冠狀病毒仍有危害全球人類健康的巨大風險，」石正麗的團隊提出結論。（原注7）

二〇一七年，他們在蝙蝠身上找到更多類似 SARS 的病毒，還發現這些病毒跟其他病毒一樣，頻繁地交換基因片段。團隊在昆明附近的蝙蝠身上發現原 SARS 病毒的所有基因片段，也證實這些病毒確實活躍地進行基因重組。經過十四年，漫長的追查終於結束，也確認了 SARS 的源頭。

除了 SARS，他們也發現許多類似 SARS 病毒但仍有細微差異的冠狀病毒，這些病毒能接合人類的 ACE2 蛋白來攻擊人體細胞。「病毒溢出傳給人類以及爆發類似 SARS 的傳染病，都是可能的風險，」他們提出警告。（原注8）這無疑就是目前正在發生的事：新冠病毒也能跟 ACE2 蛋白接合。

同時間，病毒學家羅夫・巴里克（Ralph Baric）和北卡羅萊納州大學的團隊利用基因序列重建在武漢發現的一種病毒。他們發現病毒會感染人工培養的人類呼吸道細胞，就跟 SARS 病毒（歐巴尼病毒株）一樣。該病毒會讓注射了人類 ACE2 蛋白的老鼠生病。不同的是，即使打了實驗性的 SARS 疫苗也無法使老鼠免疫。可見即使我們擊敗了一種冠狀病毒，要對抗另一種非常類似的病毒也可能是全新的挑戰。研究成果在二〇一五年發表，標題就清楚點出 SARS 類的蝙蝠冠狀病毒「有人傳人的潛力」，報告裡也談到「監測工作和加強治療 SARS 類流行病毒有其必要」。（原注9）

二〇一六年，進一步的研究同樣認為其中一種病毒「隨時會在人類社群爆發」。「這種病毒極具致病力，」巴里克團隊總結說道。而且一旦發生，我們沒有疫苗可以對抗。（原注10）

換句話說，我們知道自然界存在類似 SARS 的病毒，而且無須再多花時間適應人體就能傳染給人類，害人生病。七年前我們就知道這件事，之後有更多研究加以證實，媒體甚至也報導過。二〇一六年在越南的新興傳染病研討會上，大家都在擔心立百病毒的問題。但奧利瓦告訴我，PREDICT 計畫發現了「一種跟 SARS 很像但又不太一樣的中國病毒，因此 SARS 的原型疫苗也無法對抗。」我也寫了相關報導。（原注11）

除此之外，還有更多警訊。二〇一八年，石正麗的團隊對外宣告，病毒已經對我們下過手。他們在雲南蝙蝠洞附近的居民身上發現蝙蝠冠狀病毒的抗體，顯示這些人曾經感染過病毒，而二〇〇三年 SARS 爆發時這些人沒有染疫，也沒有遠行。同樣的，廣東的市場商販身上早在二〇〇一年就有類 SARS 病毒的抗體存在，那時 SARS 甚至還沒爆發。二〇〇四年 SARS 消失之後有人回頭分析儲存的血液樣本才發現這件事。SARS 爆發當時我們毫無準備，但新冠肺炎蔓延全球之前，我們就知道冠狀病毒早就找上過我們。（原注12）

「未來類似 SARS 或 MERS 的冠狀病毒要是再度爆發，非常可能源自蝙蝠，而且發生在中國的可能性也提高，」石正麗於二〇一九年撰文指出。「所以若要及早發現警訊，蝙蝠冠狀病毒的調查就更顯迫切。」（原注13）每部災難電影都始於科學家的警告遭人漠視。但現在警告也已經太遲了。

石正麗團隊最令人心痛的呼籲，或許是二〇二〇年一月二十九日發表的一篇論文。同一天，我在《新科學人》的文章標題就是「新冠肺炎即將襲捲全球」。這一次，所有作者都是中國科學家，多半來自武漢，新傳染病在他們的家鄉愈演愈烈。他們概述了至今的研究發現：在天然宿主蝙蝠身上發現類似 SARS 的冠狀病毒。「過去的研究指出，有些蝙蝠身上的 SARS 冠狀病毒有傳染人類的潛能，」他們回顧。而最新的發現是，目前在武漢奪走人命的新病毒，跟其中一種蝙蝠病毒 RaTG13 有百分之九十六的相似度，也使用同樣的細胞接收器ACE2。

意思是，我們早就警告過你們了。但他們終究是優秀的科學家，仍繼續他們該做的事。「未來的研究應該著重於積極監測這些病毒，」他們寫道，以及研發對抗這類病毒的廣效藥物和疫苗。「最重要的是，推動畜養和食用野生動物的嚴格規範。」（原注14）

最後一句評論指向最關鍵的問題：世界各地都有蝙蝠，但為什麼這些蝙蝠病毒會在人類世界引發疫情，而且兩次都在中國爆發？是蝙蝠的關係？還是人跟蝙蝠互動的方式？

不尋常的基因序列

其實人類要直接從蝙蝠身上感染病毒很難。雲南的蝙蝠洞附近住了兩百一十八人，只有六個因為感染過蝙蝠冠狀病毒而產生抗體，即使他們常在住家附近看見蝙蝠。同樣的，雖然沙烏地阿拉伯的蝙蝠也有MERS病毒，但人類至今都是經由駱駝染病，這些駱駝的體內雖然有蝙蝠病毒卻沒生病。前面提過，幾內亞美良度村的小男孩艾彌兒從蝙蝠身上感染伊波拉病毒而病故，二〇一四年在西非引發伊波拉疫情。但野生動物病毒學家萊恩德茲表示，同村的小孩經常捕捉蝙蝠烤來吃也沒事。當年他帶領考察隊前往美良度調查伊波拉疫情，卻還是不明白為什麼艾彌兒特別倒楣。

澳洲科廷大學（Curtin University）的約翰．麥肯齊（John Mackenzie）教授告訴我，澳洲沒有人直接從蝙蝠感染亨德拉病毒，而是經由馬匹，而馬匹可能是吃了蝙蝠吐出的水果纖維或蝙蝠窩裡的產後剝落物而感染病毒。感染立百病毒要經由豬（中間宿主），或喝到果蝠吃過的棕櫚樹液。澳洲野生動物保育者常照顧受傷的蝙蝠，但麥肯齊說只有兩名保育者曾經感染澳洲的蝙蝠麗沙病毒（lyssavirus），這是一種東半球蝙蝠身上有的病毒，跟狂犬病密切相關。兩人不幸都病故。現今所有的蝙蝠保育員都會接種疫苗。

暫且不論沒搞清楚狀況的搖滾明星，美洲確實有人因為接觸蝙蝠而得到狂犬病。但現今認為狂犬病在英國和澳洲已經絕跡，即使那裡的蝙蝠帶有麗沙病毒。蝙蝠對人類可能造成的危害不像其他會引起狂犬病的動物那麼高，例如狗或浣熊。

我認識一位女士，她住在英格蘭風景如畫的科茲窩鎮（Cotswolds）。她房裡擺滿收留生病蝙蝠的籠子和簍筐，英國所有蝙蝠品種幾乎都有，有些還瀕臨絕種。她毫無顧忌地觸摸、餵養蝙蝠和替牠們包紮。我去參觀時她要我放心，其中只有一個英國品種的水鼠耳蝠（Daubenton's bat）據知會傳染狂犬病，她邊說還邊熟練地從簍裡抓出一隻。蝙蝠是可愛的小東西，褐色毛皮軟得不可思議。我相信她的判斷，但還是覺得由專家來移動牠們就好。

那麼SARS病毒和新冠病毒是怎麼侵入人體的？要怪就要怪野生動物交易，尤其兩次疫情都在冬天爆發，也就是農業社會獵殺動物的季節，理所當然也是享用野味的季節，中國傳統觀念就認為野味有益健康。

二〇二〇年四月，聯合國生態多樣性公約的執行祕書要求中國關閉販賣野生動物的市場，例如跟新冠肺炎有關的武漢市場。「現在我們知道了，如果我們不好好照顧大自然，就會換大自然來『照顧』我們。」坦尚尼亞籍的伊莉莎白・瑪瑞瑪（Elizabeth Maruma Mrema）如此說道。

然而市場究竟在新冠疫情中扮演什麼角色，目前看法仍然眾說紛紜。中國最初在二〇二〇年一月二十四日通報的病例，有三分之二跟市場有關，三分之一無關。至今我還會聽到有人質疑：若病毒來自市場販售的動物，為什麼三分之一的病例與市場無關？可能早期很多人都是被其他人感染，而非環境因素，之後病毒剛好很快傳到市場，畢竟市場是人跟人頻繁接觸的地方。

「我強烈相信在武漢發現的病毒跟蝙蝠病毒相差無幾，只是病毒剛好具備了人傳人的所有條件，」朗堡表示。「我認為市場的病例只是群聚感染的一部分。這不表示市場就是病毒的來源。」但疫情跟市場的關係仍然引起矚目，或許是因為大家聯想到市場跟 SARS 的關係。而且一月時，只有跟市場或其他病例有關的人可以做病毒篩檢，所以我們也不知道有多少跟市場無關的病例。

當初科學家發現果子狸最可能是 SARS 的源頭，而如今穿山甲和新冠肺炎似乎也受到如此臆測。穿山甲是全球非法交易量最多的哺乳動物，已經瀕臨絕種，類似病毒很早就在這些長鱗片的動物身上發現。中國科學家也認為，穿山甲是把新冠病毒傳給人類的中間宿主。（原注15）

「結果穿山甲只是煙霧彈，」朗堡說。蝙蝠身上的病毒甚至比在穿山甲身上發現的類 SARS 病毒更像新冠病毒。

蝙蝠身上的 RaTG13 病毒基因雖然很像新冠病毒，但並非一模一樣。「我們推論它們是四十到七十年前從同一個源頭分別演化而來的，」朗堡表示。但病毒的其他特徵又顯示，「產生新冠病毒的譜系幾乎一直都存在蝙蝠體內。我不認為我們需要找到中間宿主才能解釋新冠病毒基因組的特徵。」

新冠病毒中有兩種不尋常的基因序列，截至二〇二〇年五月為止，在目前已知的蝙蝠病毒中都尚未發現。其中一種確實在穿山甲的病毒中出現。「兩種序列都可能以某些組合存在於蝙蝠病毒中，」朗堡說。蝙蝠體內的病毒很多樣，科學家不屈不撓花了十四年取樣，才找到完全吻合二〇〇三年SARS病毒的基因序列。而目前還沒找到與新冠病毒一模一樣的也不令人訝異。

但SARS的相關報導幾乎都肯定地說，果子狸就是病毒的中間宿主，即使沒有證據證明病毒需要中間宿主才能傳人。如今新冠病毒和穿山甲的傳說也甚囂塵上，輕易就被接受。假如這讓原本就因為是傳統中藥材而岌岌可危的穿山甲進一步受害，那將是一大悲劇。

倘若病毒源自蝙蝠，但人類又很難直接從蝙蝠那裡感染病毒，那我們究竟是怎麼被感染的？

如果病毒確實是在市場上才第一次傳給人類，就有希望能阻止這種事再度發生。中國在二月底關閉全國各地販售野生動物的市場，環保人士希望能從此禁止野生動物的交易。這本來是SARS之後就該做到的事。然而，根據國際野生動物貿易研究委員會的資料，廣東在二〇〇三年四月底禁止販售野味，卻在八月中SARS消失之後就解禁了五十四種豢養動物。商業活動一如往常很快恢復。

同樣的事可能再度上演。二〇二〇年三月底，中國的新冠病例在封城幾週後逐漸減少，大家認為疫情過去了，據說野味市場又重新開放。（原注16）

無論如何，蝙蝠在其中扮演什麼角色？休士頓大學市中心分校的李堅強（Peter Li）提到，中國絕大多數人沒有吃珍奇野味的習慣。他表示一九六〇年代的社會大動盪之後，中國農家為了吃飽和營生才開始獵捕和飼養野生動物。此後這種產業隨之興起壯大，專門賣珍奇的肉品給都市裡的許多有錢人。「說什麼消費需求都是假的，」李堅強說。「需求是商人和餐廳老闆創造出來的，他們說野味能延年益壽、促進性功能和活化大腦。」這麼說來要翻轉風氣並非不可能，而且據說中國的年輕世代較不流行吃野味了。

但不只是流行的問題。中國南方和東南亞各地本來就有吃蝙蝠的習慣，甚至非洲也是。煙燻蝙蝠在迦納很普遍。萊恩德茲表示，大型動物愈來愈稀少，所以蝙蝠就成了非洲各地常見的野味。（原注17）不過一般人習慣吃體型大、肉又多的果蝠，而非體型小的食蟲蝙蝠，例如帶有類SARS冠狀病毒的菊頭蝠。

然而，把蝙蝠想成食物或許是錯誤的切入點。菊頭蝠被用來製成在中國廣泛使用的中藥材。世衛組織在二〇二〇年二月的報告中說，新冠肺炎爆發期間，中藥材被大量運用在治療新冠肺炎上。

中藥裡的夜明砂就是乾掉磨成粉的蝙蝠糞便，要取得並不難。在搜尋引擎輸入「夜明砂」，就會出現很多筆商品。其中一筆每一百克要價十二點三八美元，並標明來源為菊頭蝠。商品說明列出療效：「活血化積，明目止痛……治瘧疾、小兒驚風、排尿刺痛、陰道分泌物、瘰癧、腫痛。」二月時有個滿意的顧客留下評語：「已經開始服用。」（原注18）

不過夜明珠主要還是用來治療眼疾。《中藥材臨床手冊》說它：「清熱明目，夜視有精光（因為維他命A含量高）。」（原注19）一個中藥網站上解釋，「蝙蝠目盲，夜間飛行」，因此排泄物有益「視力，尤其是夜間」。（原注20）（其實蝙蝠視力很好的原因跟其他鳥類一樣：牠們需要飛行。）

在雲南的蝙蝠取樣中，科學家在菊頭蝠的新鮮排泄物中發現了冠狀病毒。在野地裡曬乾的蝙蝠糞便或許能殺掉病毒，但可能不會每次都把病毒殺光光，如果把它磨成的粉末塗在毫無保護的身體部位上更危險：眼睛有ACE2接受器，證據顯示新冠病毒特別會附著在眼部，（原注21）所以眼睛可能是主要的感染途徑。（原注22）我透過網路詢問中醫師，他們都建議把夜明砂萃取液直接塗抹在眼部。

根據國際野生動物貿易研究委員會收集的資訊，菊頭蝠乾屍也是一種治咳嗽的民間偏方。諷刺的是，新冠肺炎的典型症狀就是咳嗽。但最大的風險或許不是來自偏方本身，而是捕獵蝙蝠或收集新鮮蝙蝠糞便的窮人，這些人也是最直接的受害者。用來當作肥料的蝙蝠糞便多半已經堆放一段時日，可能風險較低。而收集蝙蝠糞便的人若是感染病毒就可能傳給別人，或許是在運送蝙蝠產品到市場販售的過程中。新冠肺炎目前仍神祕未知的零號病人[2]，或許就是這樣感染的。湖北和中國很多地方都有菊頭蝠的蹤跡。

因此可以合理推論，中國若能整頓傳統市場，就能降低人畜共通傳染病的風險，無論新冠病毒是否來自市場。我們已經確定有些令人擔心的禽流感病毒確實來自市場。達薩克表示，最起碼提高市場的生物安全性是有意義的作法。目前在傳統市場裡販賣的動物都是關在一個疊一個的籠子裡，體液和伴隨的病毒（包括蝙蝠病毒）就這樣傳來傳去。改善衛生或許能減少這種情形。

至少你我都希望有比二〇二〇年四月印尼梭羅市撲殺蝙蝠更好的方法。新冠肺炎的源頭傳開來之後，有人把傳統市場裡的蝙蝠抓去活活燒死。雖然就我們所知，牠們

2. 編按：patient zero，也稱為「索引病例」(index case)，這個醫學術語意指疫情擴散時被病毒感染的第一人。

身上並沒有新冠病毒。（原注23）

管理傳統市場是一回事，中藥又是另一回事。中醫在中國地位崇高。中醫知識確實是珍貴的寶藏。目前世界頂尖的抗瘧疾藥物青蒿素（artemisinin），就是中國科學家屠呦呦從中藥裡提煉出來的，她也因此獲得二〇一五年的諾貝爾獎。

儘管如此，有些中國人認為這或許是重新檢討中藥材的適當時機。《中華人民共和國藥典》是中國核准藥材的權威參考書。現行的二〇一五年版本也納入蝙蝠糞便，而新版二〇二〇年才會推出。「有許多聲音呼籲中國當局將蝙蝠糞便從藥典列出的中藥材中移除，」李堅強說。「目前沒有消息證實真的會移除。」

不過更大的問題是保育。如果科學家說的沒錯，把生物多樣性保留在野外能降低人畜共通傳染病的風險，那麼不只傳統市場，中國各地的野生動物交易都需要全面檢討。被拿來當作中藥材的動物通常會繞過野生動物市場，卻同樣導致某些動物瀕臨絕種。其中有些功效多半是商業炒作，而非真正具有傳統療效。（原注24）

為什麼是蝙蝠？

了解有關蝙蝠病毒和病毒傳播的方式之後，有個關鍵問題：為什麼是蝙蝠？人類似乎是從蝙蝠身上感染到病毒，那麼蝙蝠又是怎麼感染的？為什麼會感染呢？

多年來這個問題有許多東拼西湊的解釋，例如：蝙蝠到處都是，喜歡群體生活，而且能飛很遠。這些特徵其實其他動物也有，例如人類，但我們體內通常不會有伊波拉或新冠這類病毒。群體生活有利蝙蝠把傳染病傳給其他蝙蝠，白鼻症嚴重危害北美某些種類的蝙蝠就是明證。但為什麼這一點也會有利危害人類的病毒擴散？

現在來看，這種結果可能不是以上種種原因造成的，而是蝙蝠獨特的生理機能。了解這點有助於解釋該怎麼做才能阻止類似新冠肺炎的全球大流行再度爆發。原諒我先爆雷：答案絕對不是把蝙蝠殺光光。

世界上有將近四分之一的哺乳物種是蝙蝠[3]，只有齧齒類動物的數量比蝙蝠多。哺乳動物中，只有蝙蝠真的會動力飛行，利用肌肉將身體舉起，而不是像飛鼠一樣靠滑行。就演化的角度來說，這是一項了不起的成就。

會飛就表示蝙蝠能占領許多其他動物到不了的「生態棲位」（niches），供應牠們所需的遮蔽、食物和交配的空間。生態棲位多，物種就會蓬勃發展，於是蝙蝠演化出兩個天差地別的族群。一種是散布在歐亞大陸、非洲和大平洋沿岸的大型草食性果

3.編按：地球上大概有五千多種哺乳動物，其中蝙蝠占了一千兩百多種。

蝠；另一種則是體型較小、會回聲定位的食蟲蝙蝠，除了南極洲，幾乎各地都有牠們的蹤跡。

但會飛也有缺點，就是很耗能量。蝙蝠的心臟一分鐘能跳一千下，飛行時燃燒糖分和其他燃料供作能量，就跟我們運動時一樣。只不過小型食蟲蝙蝠在飛行時的能量消耗速度，是相仿體型的老鼠全速衝刺時的兩倍。

這些化學反應都會產生名為「自由基」的受損分子，它們超級活躍，就像細胞裡的熊熊火焰。蝙蝠擁有可將這些火焰撲滅的超強系統，而且會產生一種有益的副作用：長壽。一般認為自由基也會造成老化。代謝率較高、自由基較多的小型動物可能因此壽命較短。老鼠一般壽命只有兩年，可是一樣大小、甚至代謝率更高（但擁有超強的自由基滅火器）的蝙蝠卻可以活四十年。（原注25）

不過這也有另一個副作用。新陳代謝快會產生另一種分子碎片，也就是DNA片段。這些碎片本身雖然無害，但在人體內只代表一件事：被入侵的病原感染。所以說，這類碎片會在人體內引起嚴重發炎，亦即殺死感染細胞的免疫反應。但在蝙蝠體內，DNA碎片很稀鬆平常，如果它引起細胞發炎，蝙蝠會直接將之摧毀。也就是說，蝙蝠會自動調降體內的發炎程度。這表示牠們需要另一種方式保護自己不被感染。（原注26）

為了達到這個目的，蝙蝠演化出另一種對抗病毒的方式——乾脆不對抗，採取非暴力的排除法。

加州大學柏克萊分校的卡拉・布魯克（Cara Brook）空閒時會到馬達加斯加擔任科學老師和保育員，但她白天的研究工作是病毒學。二〇二〇年二月，她發表了讓培養皿中的蝙蝠細胞感染伊波拉病毒和馬堡病毒的研究論文，兩種都是在果蝠中找到的人類病原。結果蝙蝠細胞閃電出擊，很快啟動一連串基因的表現，有效阻止病毒入侵細胞。（原注27）

碰到這種情況，人體則會啟動一連串複雜的發炎反應撲滅被感染的細胞，然而蝙蝠則是完全不讓病毒侵入細胞。在布魯克的培養皿中，少數細胞反應不夠快而被感染，病毒得以複製，感染逐漸累積，但還是無法攻陷成功，因為大多細胞都沒被病毒感染。布魯克推測，這種低程度感染可能持續蝙蝠一生。

這就是為什麼就算蝙蝠體內有多種病毒，卻只有狂犬病病毒能讓蝙蝠生病的原因。我們生病時的許多症狀並非由病毒所引起，而是人體免疫系統為了殺死病毒所做的努力。因為如此，包括新冠肺炎在內的很多疾病（當然還有流感），剛開始都會引發相同的「類流感症狀」。相反的，蝙蝠不太會發炎，而是阻止大部分病毒造成太多直接的傷害，所以牠們不會像人一樣生病。

但病毒就跟所有演化中的有機體一樣也會反擊。攻擊速度快一點的病毒偶爾能成功入侵蝙蝠細胞並自我複製。病毒會愈來愈多；從演化的角度來看，病毒就是選擇了「積極感染」的策略。布魯克推測，這就是蝙蝠病毒對人特別致命的原因。它們已經進化到能打敗蝙蝠超快速的抗發炎機制，所以進入人體之後更加所向披靡。

此外，蝙蝠代謝率高就表示牠們的體溫通常比人類高。人體對抗病毒的一個方法就是發燒，因為體溫微微上升對病毒比對人體有害，但發燒反而可能使蝙蝠病毒在人體內更加如魚得水。

奧利瓦表示，蝙蝠用來與病毒共存的生理機制，對人類如何控制病毒感染有很大的啟發。抑制發炎似乎是蝙蝠長壽的關鍵，甚至可能是牠們免於癌症的原因，這讓我們受益良多。此外，除了研究蝙蝠，對付蝙蝠最好的方式就是別去打擾牠們。

監控病毒和保護生態

聽起來或許很違反直覺。如果我們想保護自己、避免被通常把蝙蝠當作宿主的病毒侵害，不是應該除掉蝙蝠才對嗎？不幸的是，人類確實經常因為害怕傳染病，尤其是狂犬病，而摧毀蝙蝠的棲息地，然而驚擾蝙蝠反而更可能散播病毒，因為蝙蝠四處逃竄，也把病毒帶到其他地方。新冠肺炎蔓延之際，已經出現有人因為錯誤觀念而摧毀蝙蝠棲息地的報導。

更重要的是，「我們不能除掉蝙蝠，」奧利瓦說：「這世界需要牠們。」蝙蝠經常是生態系統裡其他物種賴以存活的「關鍵物種」。

舉例來說，有數百種水果依賴蝙蝠授粉，包括芒果、香蕉和番石榴。如果你沒有特別愛吃水果，那麼你應該要知道，用來釀製龍舌蘭的植物也要靠蝙蝠授粉。非洲大草原上不可或缺的猴麵包樹只靠蝙蝠授粉。食蟲蝙蝠（新冠病毒寄生的蝙蝠）每晚可吃下相當於自身重量的昆蟲，尤其是正在哺乳的母蝙蝠，病媒蚊也是牠們的食物之一。蝙蝠還會吃大量的農作物主要害蟲飛蛾。據估計，光是在美國，蝙蝠一年對作物的保護就價值三百七十萬美元，而且不需使用汙染環境的殺蟲劑。失去蝙蝠會在農業生態系中引發骨牌效應，損失反而更大。

在熱帶雨林裡，果蝠（伊波拉病毒寄生的蝙蝠）扮演散播種子的重要角色。「我經常說，沒有果蝠就沒有雨林，」倫敦動物協會的野生動物和動物傳染病專家安德魯．康寧漢（Andrew Cunningham）如此表示。「事實上，若論及雨林對碳儲存和天氣型態的影響，你可以更進一步提出一個合理的結論：沒有果蝠，就沒有我們所知的人類。」

「只要不打擾牠們，蝙蝠不但無害，甚且對我們非常有益，」國際蝙蝠保護協會宣示。（原注28）他們當然會這麼說。但二〇〇六年科羅拉多州科林斯堡的節肢動物媒介傳染病實驗室的一群科學家也這麼認為。

他們在研究論文中主張：蝙蝠幾乎對陸地上所有生物群體都是不可或缺的。「迷思和誤解……導致人類想方設法撲滅蝙蝠，結果對蟲害防治和作物產量造成嚴重影響，卻也未能減少剛好是由蝙蝠傳播但已經很少出現的狂犬病病毒。」（原注29）

其他病毒也一樣。「在昆士蘭，一直有來自社會和政治的壓力，要求當局宰殺或驅散果蝠以防治亨德拉病毒，」二〇一五年澳洲科學家如此表示。（原注30）但他們發現，蝙蝠群裡的病毒多寡並非取決於蝙蝠聚集的密度，所以降低密度也無法減少病毒。然而，對蝙蝠施壓卻會使病毒增加。二〇〇八年，研究員發現，比起其他壓力，飢餓更容易使亨德拉病毒在狐蝠之間快速傳播，因此果蝠賴以為生的樹木逐漸減少才是最大的風險。氣候變遷和森林野火又是雪上加霜。（原注31）

這份二〇一五年的報告指出，重建野生的果樹林，誘使蝙蝠與人類和馬匹保持距離，才是杜絕亨德拉病毒最好的方法。「問題不在蝙蝠身上，疾病不是牠們引起的，」康寧漢說，「而是人類。因為人類摧毀和侵占蝙蝠的棲地，捕獵、買賣和宰殺蝙蝠。那麼做甚至會害附近的動物感染病毒，一旦感染了或許還會將病毒傳播出去，甚至使蝙蝠病毒快速增加，進一步提高風險。」

奧利瓦表示，無論如何，消滅蝙蝠不只會造成生態浩劫，而且根本不可能做到，因為蝙蝠數量太多，而且牠們會飛。倖存的蝙蝠甚至可能會帶有更多病毒。烏干達有人用煙把蝙蝠從洞裡燻出來，但其他地方飛來的年輕公蝙蝠很快又占領洞穴，新蝙蝠體內的致命馬堡病毒甚至比原來的蝙蝠還多，因為只有幼小蝙蝠才會感染馬堡病毒。

研究人員指出，蝙蝠病毒的問題不在於蝙蝠，而是當牠們把病毒傳給人類時，我們卻讓病毒逃走。二〇一四年在西非，有隻蝙蝠把伊波拉病毒傳給一名人類小孩，最後導致成千上萬人被感染。新冠疫情最初也是一個或數個人類染上蝙蝠病毒，之後有幾千幾百萬人染疫。病毒人傳人才是問題所在。

生態健康聯盟表示，解決辦法在於監控病毒和保護生態。監控疾病就是在傳染病找上人類時，及早發現及防堵。保護生態就是不破壞生態系，這樣蝙蝠就不太可能遇到人類或遷移到農場或城鎮。別的不說，監控疾病至少很划算。奧利瓦表示，十年來 PREDICT 計畫砸了約兩億美元，多半用來在三十個低收入國家設立新興傳染病監測站。相較於美國用來因應新冠疫情而投入的幾兆紓困金，這點錢根本微不足道，而疫情造成的損失又豈止兩億美元。

但 PREDICT 計畫也點出到目前為止監控傳染病所遭遇的問題。二〇一九年這個計畫不再有資金贊助，實地考察工作也在九月經費用罄時停止。幸好四月一日又得到兩百二十六萬美金的經費，得以再撐六個月，因為這個計畫協助成立的實驗室在某些國家是唯一能檢驗新冠病毒的實驗室；失去了 PREDICT 的經費，受過訓練的研究人員也可能出走。PREDICT 是第一個偵測出新冠肺炎患者從中國前往柬埔寨和泰國的機構。

但這筆經費也只能撐到二〇二〇年九月。這種隨著科學界或政治界的喜好和能力而時有時無的經費，只會對預防流行病所需的持續監測工作造成阻礙。

PREDICT 至少讓這些國家有能力在本地繼續監測威脅他們的病毒。奧利瓦提到：「我們不是飛去收集樣本再飛回來。」他們留下來的科學設施，或許會是這個計畫裡最珍貴的遺產。帶領世衛組織對抗 SARS 的大衛・海曼相信，要逮到下一個肆虐全球的病毒，這就是全世界最需要做的事。

問題是：針對PREDICT提出的警訊，我們採取了什麼行動？他們在雲南協助收集的病毒樣本，讓石正麗和巴里克得以警告世人，類似SARS的病毒毋需進一步變異就能傳給人類。因為有人嚴肅看待這個警告，所以二〇一九年美國決定重新贊助PREDICT的工作，包括調查病毒的來源。但後來他們在二〇二〇年四月遇到一個大阻礙，下章會再談到。

那麼保護人類不受病毒危害的直接對策呢？世衛組織的工作藍圖是為世界主要傳染病研發疫苗、療法和診斷方式，冠狀病毒也包括在內。理論上可以做得到，但實際上無論世衛的藍圖如何規畫，通常都得等到某種病毒真的在人類社會引發大流行，才可能有經費投入。或者我們至少可以研發用來辨別SARS-1（有些病毒學家稱之為SARS classic）和其他相關蝙蝠病毒的PCR檢測，以免哪一天真的出現新病毒；同時加強監測感染人體的冠狀病毒。結果，我們連這一點都沒做到。

假如武漢的艾芬醫師手上有更明確的檢測方式可以採用，從而發現患者染上的並非SARS，而是某種新傳染病，或許我們就會更加警覺，回應速度也會更快。有鑑於此，生態健康聯盟和其他組織推動「健康一體」（One Health）的概念，期望促進研究員和臨床醫師之間的溝通，彼此合作研究並監測傳染病。這是個明智的想法。

但只要政府部門沒有人負責善用這些資訊、投入資金從事守護人類健康的預防工作，效果就會很有限。或者能夠召開跨政府的論壇也會有所幫助。我們之後會再回來討論。

事實擺在眼前：我們得到了警告，卻未採取行動。然而，有種疾病我們倒是聽取了教訓，因此「健康一體」的思維和流行病防治計畫都超前部署。那就是人類的老朋友：流行性感冒。

第五章

從流感大流行看新冠肺炎之疫

一九一八那年，上帝送來一個強大的疾病。陸上及海上，死了數千人。

——〈主必快來〉Jesus Is Coming Soon，福音歌手盲眼威利 Blind Willie Johnson

二〇〇四年一月，我到備受敬崇的英國皇家學會（Royal Society）參加會議，主題是探討我們從半年前的SARS夢魘中學到了什麼。中場休息時間，保育團體的人壓低聲量聊著麝香貓，氣氛沉悶，我走到會議室後面去拿咖啡。

就在那裡我遇到了歐洲頂尖的病毒學家亞伯・奧斯特豪斯，我一直很想跟他聊聊，當時他的實驗室剛針對SARS病毒做完「柯霍氏假說」（Koch's postulates）的檢驗，該假說是用來判斷病害之病源的一套方法，標準嚴格不易達成。（原注1）他倚著牆柱，看起來一臉震驚。

我不確定是否應該開口，但是奧斯特豪斯是個不拘小節的荷蘭人，所以我問他還好嗎，他告訴我他剛與在香港的同儕通了電子郵件，他說：「是H5N1禽流感，如果它傳到了人類身上，可能會非常糟糕。」他思索用詞，然後說：「文明的結束。」

二〇〇四年初時，奧斯特豪斯不是唯一擔心H5N1病毒的流感專家。事實上，那些專家今日依然憂心忡忡。沒錯，這場新冠肺炎之疫的病原是冠狀病毒，不是流感病毒，兩者相當不同。不過在此將論及所有的全球大流行，畢竟我們都希望經歷了新冠肺炎之後，面對下一次的流感襲擊，我們可以做得更好。這樣才對，因為上次的全球性流感可搞砸了我們因應新冠肺炎的方式。

流感（正式名稱為A型流感）是我們已知會發生的全球大流行。其他疾病也可能如瘟疫般蔓延，對此如果誰有疑慮的話，新冠肺炎也讓他們見識到這股威力。或許名列世衛優先提防清單上的一些病毒是否可能釀成全球災難還有待爭議，但是流感不一樣，它就是會造成全球大流行。不了解流感，我們就無法討論所謂全球大流行的疾病是如何發生，以及我們要如何因應。

狡詐多變的流感病毒

首先，流感第一課。暫且聽我解釋，你很快就會明白為什麼這一課真的很重要。流感病毒是由一個外殼包著八條RNA基因片段，這些RNA轉錄製造的蛋白質只有十一種，而病毒的外套膜上含有其中兩種：血凝素蛋白（hemagglutinin）和神經胺酸酶（neuraminidase），還好我們可以將之縮寫成H和N。兩者會產生不同的變異，以數字標示不同的組合，就可鑑別流感病毒的類型。目前，H1N1和H3N2兩種流感病毒屬人類傳播，但是流感病毒原來的宿主鴨子身上則有十六種不同的H蛋白和九種N蛋白。此外，蝙蝠身上帶有各兩種不同的H蛋白和N蛋白。這些病毒如同其他多數的變異類型，並不會侵犯人類。

流感病毒會演化適應特定的宿主——目前兩種A型流感病毒已經演化適應了人類宿主，不會感染鳥類。（還有B型流感病毒，每年冬天它和兩種A型流感病毒會到處傳播，造成人們生病，但是它似乎從來沒有變成全球大流行，所以就先略而不談。）同樣的，禽流感病毒演化適應於鳥類，正常來說不會感染人類。而禽流感病毒和人類流感病毒會像豬流感病毒一樣感染豬隻，然後人類再感染變異後的豬流感病毒。

如同新冠病毒，流感病毒經由我們呼出的液狀微粒散播與傳遞，天暖時這些微粒很快被蒸發掉落地面，所以流感在天氣涼爽時會比較嚴重。英國劍橋大學的德瑞克．史密斯（Derek Smith）和同儕發現這個因素如何導致每年的流感盛行。所謂地理的偶然性就是指在東亞和東南亞地區，不同地方在不同時間會有涼爽的雨季，所以該區域各地總是有不同的流感好發期，流感病毒持續感染人且不斷演化。

當北半球的冬天降臨，東亞就會爆發流感，然後傳播全球一圈；接著當南半球進入冬天，同樣的循環再來一次。（原注2）基本上流感每年都會爆發全球大流行，只是因為它變成常態了，我們就不再心心念念。

這個稱霸全球的病毒擅於躲過人類免疫系統的追殺，快速進入下一個人類宿主。

為了爭第一，它會耍些狡詐的手段。它外殼上的大型H蛋白會吸引人類免疫系統的注意，而H蛋白會在七個不同的突變熱點上不斷變異。一旦這些小變異累積夠多了，使得體內能夠辨識且攻擊前次流感病毒的許多免疫防禦蛋白（抗體）不太能夠認出它來，於是你又會生病了。

這麼做對流感病毒來說輕而易舉：它在複製自己的基因時常出錯，因為它沒有修正錯誤所需的酵素。新冠病毒則有，因此它展開這場全球大流行時至少擁有較為穩定的基因，儘管它依然是RNA病毒，遭遇壓力時能夠迅速演化。變異是隨機的，即使是相對穩定的RNA病毒還是會頻繁地變異。當某個隨機的變異使得病毒比沒有變異的病毒更適合生存與繁衍，變異種就會愈來愈強勢也愈來愈多。這個結果不是隨機的，而是演化。

以流感病毒來說，如果你的免疫系統還可以辨識出稍微演化過的H蛋白和N蛋白，以及其他未經變異之處，你的身體就會出現一些免疫反應，控制感染狀況。一般的流感就是這樣，不過就是每年冬天讓多數人難受個幾天，通常情況不會太糟糕。

不斷變異的流感病毒也是我們需要每年施打新流感疫苗的原因。但普通的冬季流感未必都是小事一樁，如同新冠肺炎，它對於老年人及糖尿病患者之類原已患疾的人更具致命威脅，因此衛生健康單位建議這類人士每年都要施打流感疫苗。秋天施打疫苗會讓人對接下來將爆發的流感產生免疫力。每年冬天活躍的流感病毒都會和前一年有點不同，不過要培養足夠病毒製造疫苗可是需要半年的時間。

因此疫苗製造公司和流感病毒學家每年會到世衛組織位在日內瓦的總部開會兩次，設法預測大約半年之後可能會流行哪種病毒好開始培養疫苗。他們會為北半球開一次會，再為南半球開一次會。

這並不容易，這樣的預測需要靠多年詳盡繁複的觀察及科學分析。即便如此，有時流感病毒也會出人預料，費心花上半年培養的疫苗病毒株，結果卻與當年主要的流感病毒不相符。或者他們猜對了，但是在雞蛋裡培養的病毒有時經過演化適應後，變成不同於原先置入的病毒，二〇一七年在澳洲，H3N2的病毒疫苗即是如此，沒有什麼保護力。（原注3）這並不是什麼最先進的疫苗技術。

流感疫苗還有其他種類。有弱化的活體流感病毒鼻滴劑，也有採取細胞培養而非用蛋培養的一般流感疫苗，可是這類疫苗的製造廠不多。流感疫苗的收益不足以支撐大量投資，不是每個人都會為了一個多數人只出現輕症的疾病去打疫苗，即使大家都打，一年也只打一次，而且還不能收取高額費用，否則會流失原有的消費者。幾年前，一家疫苗公司終止在美國設立新流感疫苗工廠的計畫，原因就是缺乏經濟效益，即使美國政府提供相當的財務資助。

多年來，流感專家一直警告我們必須解決這種情況，因為流感病毒時不時就會出現極大的基因改變，帶有我們從未見過的H蛋白和N蛋白。如此一來，無論我們從近年來的病毒中獲得什麼樣的免疫力都沒用，尤其如果新病毒基本上已是不同類型。這類病毒會導致更嚴重的疾病，我們幾乎無招架之力，它們甚至可以在冬天以外的季節傳播。這種全球性的傳染病就是流感全球大流行。

這樣的情況就發生在一九一八年，一種特別致命的流感病毒開始散播。你應該聽說過這場瘟疫，或許是因為它剛過一百週年，也或者是太多人拿它和新冠肺炎做比較。當時它被稱為西班牙流感（Spanish flu），因為它始於第一次世界大戰，當時參戰國家查禁有關流感的報導，但沒有加入戰爭的西班牙則不然。它致命性很強，有些故事說到人們搭上公車或火車時還沒有太不舒服，可是抵達目的地之前就命在旦夕。各方意見不一，但錯不了的估算是至少有五千萬人喪命，而當時全球人口只有今日的四分之一。總之，因它而亡的人數比戰爭致死的人數還多。

比起多數流感病毒，這個病毒的攻擊性更強，侵襲肺部深處導致肺炎，也會引發細菌性肺炎，這些都跟新冠肺炎如出一轍，除了一九一八年當時還沒有對付細菌的抗生素。那一場大瘟疫可能有助終結第一次世界大戰，也開啟了第二次世界大戰。一九一九年四月的第三波流感，讓最懷柔的談判者美國故總統威爾遜（Woodrow Wilson）無法參與法國凡爾賽宮的協議，使得該會議訂下重懲德國的條約，而這些條約常被歸咎是希特勒興起的肇因。一九一八年的流感使六十七萬五千名美國人喪命，比兩次世界大戰、韓戰和越戰加起來的美國人死亡總數還多。

令人難以置信的是，我們竟然能夠實際分析該病毒的結構——一名死於一九一八流感的伊努特族女子被埋在永凍層裡，病毒學家從她身上取出病毒，在二〇〇五年重建病毒株。關於它的起源及最早爆發疫情的地方，尚且容有異議，有些專家認為它原為禽流感病毒，後來演化適應了人類的生態。

有些人則認為它從更早的人類流感病毒中獲得一些基因。如果兩種流感病毒入侵同一細胞，它們的八個RNA會進行複製，然後隨機混合重組。而如果禽流感病毒和人流感病毒入侵同一細胞，由此出現的一些新興病毒可能具有全新的H、N蛋白或其他構造，我們對於這種混合病毒的免疫力便不如對於流感病毒的正常免疫力。

歷史紀錄裡的流感全球大流行可追溯至一五一〇年。一九一八年的流感則似乎是有史以來最致命的一次。不過到了一九二一年，同一種病毒成了普通的冬季流感，原因不是它出現了大量的變異，而是因為多數人都已感染過且活了下來，發展出一些免疫力。而這個病毒繼續在每年冬天傳播，直到一九五七年，它以來自禽流感病毒的H和N蛋白替換掉原有的蛋白質——病毒學家對此現象前所未聞，而且這是他們見過的第二種H蛋白和N蛋白，故而取名為H2和N2。

一九五七年那場全球大流行稱為亞洲流感（Asian flu），致命人數約在兩百萬至四百萬之間。相較於一般流感的年度全球死亡人數約在二十五萬至五十萬之譜，實在多出很多。

一九六八年，這個病毒把H2蛋白又換成了我們（想當然耳）所稱的H3蛋白質，同樣也是來自鳥類。這場被稱為「香港流感」（Hong Kong flu）的全球大流行「只」死了一百萬人，原因在於這個變異的病毒沒有大幅改變到完全擊潰我們的免疫系統。這兩個流感病毒株都被認為是在中國南部演化出來的，與學者德瑞克・史密斯博士發現流感病毒來自東亞的研究結果不謀而合。

從豬流感到新冠肺炎

時間回到一九一八年，全球大流行的流感病毒同樣殺死許多豬隻，但豬隻也和人類一樣發展出免疫力。該病毒持續傳播，伴隨著農業現代化及豬群數量如雨後春筍般增加，接著在一九九八年，豬流感病毒從通常是感染人類和鳥類的流感病毒取得基因；這兩種病毒也可感染豬隻，並且與豬流感病毒雜交。

這個攻勢強大的「三重組」新病毒在一年之內稱霸了北美的養豬場。二〇〇四年，病毒學家就警告過這個病毒可能造成全球大流行，因為它偶爾也會感染養豬場的工人，有時會取得人類不常見的H和N蛋白。（原注4）當時人類傳播的流感病毒有兩種：造成一九六八年全球大流行的 H3N2 病毒，以及致病力相當輕微的一九一八年 H1N1 流感病毒的後代；我們認為後者是從實驗室流出來的。（講真的，沒有人知道它來自何處。）

二〇〇九年四月二十一日，美國疾病管制與預防中心呈報加州有兩名兒童染上 H1N1 流感，不過並非致病力弱的人類 H1N1 病毒株，比較像是豬隻身上的 H1N1 病毒，可是兩名病患都沒有接近過豬隻。接著加拿大發布有關墨西哥爆發流感的旅遊警訊，四月發生流感並不尋常，而且已造成至少六十人死亡。接著美國又發現德州有兩名兒童感染豬流感，這些全登上了ProMED疫情通報論壇。四月二十四日，我寫了郵件給《新科學人》雜誌的編輯：「這就是疫病全球大流行開始出現的徵兆。」

確實如此。五天後，世衛宣告全球大流行即將到來。（原注5）我們心知肚明，因為此刻北美有一個新型病毒正在人與人之間傳播，似乎沒有人可以免疫。美國疾管中心每天對我們這些醫藥記者舉行簡報時，（在一些尖銳問題之後）也是這麼說的。這意味著它在另一個大陸迅速蔓延只是時間的問題，屆時世衛將正式宣告它已進入全球大流行。對於什麼時候可以正式宣布一個疾病已然成為全球大流行，並沒有明確又快捷的定義，不過在二〇〇九年當時我們就是這樣定義那場流感。

但是不同於新冠肺炎，我們了解流感病毒。一旦疫情正式宣告，疫苗公司與十五個疫情國訂立的疫苗合約就會生效，備有全球大流行因應計畫的國家將會採取行動，視病毒強度關閉學校並分發用來對付流感的抗病毒藥物。

我開始挖掘更多資料。墨西哥的疫情於四月初爆發，死了幾十個人，包括孩童在內，接著在復活節假期廣為擴散。如同中國的舊曆新年，復活節是墨西哥人探望家人的時間。疫情從一家位於墨西哥韋拉克魯斯（Veracruz），由美國豬肉巨擘史密斯菲爾德農場公司（Smithfield Farms）擁有的巨型養豬場開始出現，但該公司提出抗議，他們說自己的豬隻都打過疫苗，而且無論如何，牠們都沒有出現流感的症狀。嗯，牠們當然沒有症狀：打過疫苗的豬隻不會出現症狀，但是牠們身上還是可以帶原並傳播病毒。

聯合國食物及農業組織宣布將動員專家們，「保護豬肉產業不受新型H1N1病毒所害，確認它與豬隻沒有直接關聯性。」（原注6）都知道答案了，做起來應該很容易。豬肉產業主要擔心人們稱之為「豬流感」（swine flu），即使他們努力翻轉，多數人仍然這麼叫。而就我所能找到的資料，該產業並未發表任何有關豬群的流感監測資料。

我訪問過的病毒學家都惶惶不安。豬流感病毒是H1N1病毒，它不只與一九一八年的H1N1病毒屬同一家族，而且是該病毒的直系後代，從當時被人類感染的豬隻代代傳遞下來。它也具有一些直接來自禽流感病毒的基因，正是這個與全球大流行的病毒祖先的相似處令人無法安心。但截至當時，它所導致的病症似乎相當輕微，儘管有些人因此喪命，而且出乎意料都是年輕的人。不過話說回來，一九一八年春天爆發的第一波流感疫情也不嚴重，直到秋天才轉為具致命性。

一旦這個新流感開始在北美以外的「社區」傳播，世衛理應就要宣告進入全球大流行，如同它對新冠肺炎的宣告，這表示已經有感染者無法追溯其感染源究竟是來自何處。然而，當日本突然出現很多個案，世衛並未採取行動。歐洲應該會是下一個流行地區，可是基於一些原因，那裡的案例增加得很慢。

五月二十日，我報導了原因。根據歐盟疾控中心的規定，只要求到過美國或墨西哥的人，或者接觸過確診個案的人，必須要接受檢測，而這基本上就排除了發現社區感染個案[1]的可能性。類似規定則讓中國武漢無法在二〇二〇年一月發現新冠肺炎的社區感染情況，接著也讓英美及其他國家在二月時難以及時找出新冠肺炎的社區感染案例。

接下來的一週裡，兩名住在英國愛丁堡的希臘籍大學生參加期末派對後，返回希臘途中出現發燒咳嗽的症狀。醫師違反規定幫他們做了檢測，確診是豬流感。醫師們抱怨說，那些規定害歐洲當地的個案被隱藏起來。五月二十九日，我在《新科學人》上寫了這件事；六月三日，他們更改了規定。

老實說我不曉得我們的報導是否改變了什麼，那些希臘醫師才是英雄。不過在那場全球大流行告一段落之後，我收到一個出乎意外的禮物，來自某衛生單位流感部門的一名人士（在此不具名），那是一件他為員工們製作的豬流感紀念T恤，設計得像

1.編按：社區感染的定義為被感染者非境外感染或居家感染，而是由社區的人傳人。

是搖滾樂團巡迴表演時穿的上衣，上頭標有病毒到達不同國家的日期。至今它依然是我的珍藏。六月十一日，歐洲個案變多，世界衛生組織終於宣告豬流感進入全球大流行。（原注7）

當世衛於二〇二〇年宣告新冠肺炎正式成為全球大流行的那天，他們也對於有些國家依然只檢測接觸過已知個案、到過中國或其他曾出現感染者之地點的人表達不滿，即使病毒傳播的範圍顯然已經擴大。跟過去相比，看來情況沒有多大改變。

不過在二〇〇九年時，世衛強調宣告全球大流行是為了「反映H1N1新型病毒的散播程度，而非疾病的嚴重程度」。原來當時歐洲、日本和美國都曾央求世衛不要宣告全球大流行，因為這些國家的全球大流行因應計畫都是根據最糟情況來設計的：從二〇〇四年起就在各地散播的可怕禽流感病毒。豬流感似乎沒有嚴重到需要大費周章，他們害怕這樣的宣告將導致民眾恐慌，而凶手只是一個死亡率似乎與普通流感差不多的病毒，儘管死者的年紀較輕。

然而，雖然各國政府抱怨那場瘟疫的病毒致病力弱，不足以如此勞師動眾，疫苗公司其實正期待第一波疫情是輕微的，好讓他們有時間趕製對付秋天疫情的疫苗，畢竟倘若疫情如一九一八年秋天的H1N1疫情，那將會很可怕。結果到頭來，在北美秋天的疫情幾乎要結束之前，都還沒有疫苗可用。在疫情因應計畫和我們實際能夠做什麼之間，似乎還有一段遙遠的距離。

當時與我談過的多位醫師表示，新流感的病情多半輕微，例外情況則很嚴重，就像新冠肺炎。我記得加拿大溫尼伯市（Winnipeg）的一位醫師幾乎在電話裡啜泣起來，他描述病房裡滿是病重的年輕人，許多是加拿大第一民族（First Nations）[2]的原住民，他們染病後需要使用呼吸器及人工輔助呼吸機的風險特別高。

英國倫敦帝國學院的科學家從悲慘的疫情中找到有益的線索，如同其中一位所言，「在全球大流行的威脅下」，他們仍然進行嚴格的臨床研究，並發現某種基因使某些人特別容易成為重症個案。其實許多我們憂心成為大流行的疾病就是這樣：**不太嚴重，不然就非常嚴重**。若能夠預測誰的風險特別高，將有助於保護這些人，也能告訴我們這些病毒到底如何導致無害或致命的疾病，如此一來我們才能設計更好的治療方式。目前該研究團隊正針對新冠肺炎進行相同的研究。

然而，豬流感給了我們一個大大意外，顯示流感和新冠肺炎究竟多麼不一樣。在一九五七年發生H2N2流感大流行之前，仍由H1N1流感病毒稱霸全球，而那時出生的人對於二〇〇九年H1N1流感的免疫力比初步預期的來得好。人們對於兒時遭遇的

2. 編按：現今加拿大境內的北美洲原住民及其子孫，不包括因紐特人和梅蒂人。

第一種流感病毒會有最強的免疫力，原因尚且不明。一九五七年以前，唯一存在的人類流感病毒是一九一八年 H1N1 流感的直系後代，造成一九五七年全球大流行的病毒也是其後代，不過免疫學家起初認為這兩個病毒太不一樣，而且人們對舊病毒的免疫力無法防禦新病毒。但他們錯了。

一般來說，年長者最容易因流感而喪命（在新冠肺炎的情況也是如此），但一九五七年的流感大流行並未造成許多老年人死亡，這是它被視為「致病力弱」的原因。美國國家衛生院（National Institutes of Health）的杰夫．陶本伯格（Jeff Taubenberger）表示，一九一八年的狀況與此類似：一八五〇年左右出生的老年人對於西班牙流感的免疫力相對地好，可能是因為當時傳播的病毒帶有相似的表面蛋白。

你可能聽說過一九一八年那場浩劫死的多是年輕人而非老人，死因是免疫反應所造成，因為年輕人的免疫反應更「劇烈」。這是胡說八道。真正原因是老年人以前遇過這個病毒，而隨著流感的盛行，不同類型的流感病毒來來去去。這樣的現象在二〇〇九年再度發生。如果 H2 病毒再次出現，只有在該病毒首次出現的一九五七年至它消失的一九六八年間出生的人，才會對它具有較高的免疫力。我希望這對有些讀者來說是好消息。

所幸二〇〇九年的豬流感病毒沒有因變異而變得更難纏，可能因為它是豬流感病毒，原本就已演化適應了諸如我們之類的哺乳動物宿主，不像一九一八年的病毒原本的宿主主要是鳥類。二〇一〇年之後，它安定下來成為一般的冬季流感，甚至沒有取代當時已四處傳播的H3N2病毒；現在這兩種病毒每年冬天都在爭霸，並在不同地方成為霸主。而在H3N2病毒勝出的地方，老年人死亡數量較多。

別誤會了，豬流感並非無害，它所造成的兒童死亡人數比正常流感季節多出三倍。當時的美國疾病管制與預防中心局長費和平（Tom Frieden）曾表示：「說豬流感致病力輕微會誤導人們。」（原注8）各方估算的數字不一，但是豬流感流行的第一年，全球死亡人數至少二十萬人，最多可能多達六十萬人，其中八成以上不到六十五歲。正常來說，美國疾病管制中心呈報死於流感的人數，有八成是超過六十五歲。

我們學到了什麼教訓？

以上所有的經驗影響我們如何因應新冠肺炎以及未來任何全球大流行，無論是不是流感。二〇〇九年的秋季疫情之後，世衛遭到猛烈抨擊，反彈聲浪宣稱各種因應措施是花大錢的過度反應，即使有充分理由憂心一九一八年的慘況可能重演。時至今日，有些人反倒是回頭稱讚當時的行動：二〇二〇三月，中國疾控中心的首席傳染病學家曾光告訴中國官媒《環球時報》，中國在二〇〇九年的「過度反應」，是「面臨大型疫情爆發時（例如新冠肺炎），全面管控及預防的公共動員演習」。（原注9）

帶頭抨擊世衛的部分人士是所謂的否定主義者，他們摒棄科學資訊，認為一切都是大企業、貪腐政府以及他們根本搞不清楚誰是誰的科學家及國際機構聯手共謀，而我們都是這個巨大陰謀下的犧牲者——即便事實明明白白並非如此。他們主張豬流感並沒有真的全球大流行，即使它符合全球大流行的每一個定義。有些指控者似乎對於死亡人數不夠多感到失望。

這些否定主義者聲稱，世衛宣布豬流感全球大流行，只是為了讓他們在製藥廠的好朋友可以銷售藥物和疫苗，儘管事實是有些國家要求退費而造成疫苗製造公司的虧損。個別科學家也遭到指控，說他們之所以支持宣告全球大流行是因為他們拿了這些公司的錢。若進一步檢視，這樣的指控往往站不住腳，然而不意外的，由於藥廠和疫苗製造商資助很多藥物和疫苗的研究經費，所以這種說法很容易被相信。倘若真有這樣的情事，對我這種記者來說是絕佳的報導題材。可是坦白說，這種有害的譁眾取寵之詞比造假還糟糕，而且愈來愈甚囂塵上。

舉例來說，新冠肺炎蔓延之初，我聽見我過去以為是理性的人們主張說，這不過又是想賣疫苗賺錢的詐騙手段。（曾被感染的讀者有人會覺得它是詐騙嗎？還有，不好意思，疫苗在哪裡？）

更糟的是，在豬流感全球大流行之後，世衛似乎懼於再做這樣的宣告。他們不再設法訂定全球大流行的官方標準，即使流感亦然。在新冠肺炎出現初期，記者不斷詢問：已經是全球大流行了嗎？世衛的發言人被問煩了，還反問說：你們為什麼這麼在乎這個？

對此，我願意不計後果挺身回答：因為多年以來，世衛對於全球大流行疾病的危險性向來都能提出正確的警訊，尤其是定期發生的流感。所以「全球大流行」這個指標是有意義的。在世衛宣布新冠肺炎已進入全球大流行的隔天，全球新聞媒體都把相關報導從內頁移到首頁，有些國家首次召開了高層級的緊急會議討論疫情因應之道，社交媒體上的各方評論也大爆發。這樣的宣告使得人們看待這個疾病的認真程度大幅改變，我認為我們若能早一兩個星期有如此積極的態度，情勢將有所不同。

或許世衛遭人攻訐的傷口仍然隱隱作痛（即使二〇〇九年的流感符合教科書定義

的全球大流行），所以他們想要更謹慎地使用這個詞。真若如此，我們對那場豬流感的反應，反而不利於處理新冠疫情。

世衛也擔心各國政府會把全球大流行和流感混為一談，而這正是流感對新冠肺炎的故事影響深遠的原因。

新冠疫情正熱之際，多數國家的政府其實備有根據流感設計的全球大流行因應計畫（原注10）：事實上，許多計畫名為「流感全球大流行因應計畫」。但新冠肺炎並非流感，於是問題就來了。世衛在新冠肺炎大流行初期，主要建議採取圍堵措施，隔絕染病個案，追蹤並且隔離接觸者。由於流感病毒散播的速度比新冠肺炎快，這個作法不可能用於流感，所以不在流感因應計畫裡。這裡的教訓是：**要做計畫，但也要準備好應付不期之需**。

說句公道話，各國政府依據最糟情況和流感訂定全球大流行因應計畫有個很好的理由。一九七七年，香港有十八個人感染 H5N1 禽流感，六人死亡，病毒學家大為震驚，這是人們第一次見到直接感染人類的禽流感病毒，結果顯然很致命。香港政府為了消滅禽流感，宰殺境內所有一百四十萬隻雞、鴨和鵝。

H5N1 禽流感於二〇〇一年再次現身香港，再次要了所有家禽的命。二〇〇二年又出現。二〇〇三年，香港有一家四口去中國旅遊時感染這個病毒，兩人死亡。二〇〇四年一月，這個病毒迅速在越南的家禽之間傳播，死了十人。也正是那個時候，我在英國皇家學會遇見了極度震驚的奧斯特豪斯。

悲劇已然發生，只是不知規模有多大

他會如此震驚有其道理。總體而言，近三分之二的感染者死亡。這個病毒還無法人傳人，但是他擔心它在尚未降低致命性之前就學會了在人類之間傳播。如果處理百萬隻病禽的人們同時得了人流感和 H5N1 禽流感，基因重組之後的病毒可能出現人類從未見過的 H 蛋白或 N 蛋白，甚至 H5N1 禽流感的 N1 蛋白都與人類 H1N1 流感病毒上的同類蛋白有些微不同。再加上一些鳥類的基因，這個病毒的致命性可能不輸 H5N1 禽流感病毒。而如果這個病毒本身就能夠演化適應人類宿主，那才是真正的惡夢開始。

到了一月底，南韓、日本和寮國出現數百萬隻的 H5N1 病禽；泰國和印尼亦承認，他們在前一年一直歸咎於其他疾病的家禽死亡現象，其實是 H5N1 禽流感造成的。泰國也有人染病，過去從未見過禽流感發生於這麼廣大的地區。中國呈報他們僅在離越南邊界不遠處發現一些病死家禽，宣稱H5N1禽流感才剛爆發不久。

我訪談過的科學家們都不相信這樣的說法。一九九九年，一隻來自中國大陸的鵝出現在香港，身上帶有和一九九七年一樣的H5病毒蛋白，呈報此事的研究主題是「在中國持續傳播的高致病性禽流感病毒」。（原注11）二〇〇二年，香港大學的科學家表示在雞隻身上發現了許多不同的H5N1變異病毒，它們可能「廣布於這個區域（中國）各處」，「合理擔心全球大流行捲土重來」。（原注12）因此我們有理由認為H5N1病毒在中國家禽間流傳。

原來是在一九九七年香港宰殺所有雞隻之後，賣雞給香港的中國養雞場開始幫雞施打疫苗。這聽起來是個好主意。可是美國科學家告訴我，墨西哥養雞場也試過這麼做，結果發現禽流感病毒會以較低的濃度在疫苗雞身上傳播，由於不會顯現症狀所以常常就沒被揪出來。

於是我打電話給世衛組織負責流感事宜的官員，我聯絡到他時，他正坐在前往滑雪場的巴士上，當時正是瑞士的滑雪季。他告訴我，他們知道二〇〇三年初的病毒採樣與當前爆發疫情的病毒完全一致，意味著這個病毒已經存在一陣子了，但他不願告訴我採樣來自哪個國家。二〇〇四年一月二十八日，我在報導裡寫道：這次爆發的疫情一年前就開始了，依據科學家向來的說法，它可能始於中國，但是家禽疫苗使病毒出現前所未有的蔓延情形。（原注13）

翌日，中國農業部副部長召開記者會，他憤怒地說：「這完全是猜測，沒有根據的猜測。我們有嚴格的監督機制。」（原注14）一位外交部發言人說，該文「完全不正確，沒有證據，甚至是不尊重科學」。我開始收到來自中國學生的辱罵電郵，有一個人以為我是英國人，指控我是鴉片戰爭的共犯。

然而，記者會後隔天，中國官員確認湖北和湖南的雞隻都爆發H5N1疫情，南邊就是接近越南邊界爆發疫情的地點。兩天後，又有三個鄰近省分「疑似」爆發疫情，過了一天又有四個省分淪陷，再加上新疆廣大的西部區域。兩天後再增加兩個省分，這次是在北邊。

H5N1病毒從中國南部的據點，以令人難以置信的速度快速蔓延全中國。我有確實可靠的證據顯示，我們的報導促使中國坦誠以對，畢竟如果我們猜得出來，別人也會知道。

果不其然，二〇〇四年二月二日，倫敦《泰晤士報》報導：「中國南部很多家禽市場呈報禽流感個案，而且已有幾十名接觸病禽的交易商及肉販喪命。」中國記者被禁止報導這些死亡消息，這次他們沒有召開記者會。（原注15）兩個月後，我為《新科學人》撰寫雞隻疫苗的進一步危險性，中國官媒採中性態度報導了此事。

至此，比較東亞各地 H5N1 病毒的科學家發現，它們全都有非常近的親緣關係，但是表面蛋白變化得很快。紐西蘭籍的理查・威比（Richard Webby）是優秀的流感病毒學家，他的駐點在美國曼菲斯（Memphis），他告訴我：「我們看到了很多很多的演化，顯示 H5 病毒傳播得相當廣，面臨了不尋常的擇汰壓力。」

發明禽流感疫苗的科學家已於二〇〇三年警告過這件事，他們害怕疫苗可能提高人類社會流感大流行的風險，因為施打疫苗的家禽會無症狀地散布病毒，而且對於流感病毒來說這是個全新環境，因此病毒可能會進行演化。

雞會得流感這件事並不正常。流感病毒已演化成可以在水禽的腸道無害地生存，感染的水禽把它排出體外，其他水禽再喝下它，它就繼續活下去。病毒到了池塘裡會被稀釋，所以它需要宿主持續地加以散布，才有機會找到下一個宿主。因此，不會讓宿主生病的病毒成為演化贏家。

雞就不同了。全世界的一百九十億隻活雞多數被關在大型雞舍裡，在這種大量養殖的農場裡，某隻水鴨經過留下的一個禽流感病毒感染了雞隻，然後過一陣子它的H蛋白發展出「高致病性」的變異，感染雞隻體內所有細胞，而非只有腸道細胞。病毒不需要持續留在宿主身上才能感染另一個宿主，雞舍裡到處都是宿主。贏家是能夠大量複製繁殖，比其他病毒更快感染下隻雞的病毒。雞隻會大量病死，不過有時候更致命的是對疾病的適應性。

二〇〇四年，隨著日益富足的生活，人們對動物蛋白的需求大大提升，東亞及世界各地多數地區的雞隻飼養已經成為大規模的密集產業。而蔓延東亞的H5N1病毒是高致病性的病毒株。

通常這些病毒致命的速度非常快，很快就殺光了宿主，自己也全死光。但是這個H5N1病毒因為施打疫苗的雞沒有死而留存下來，不過它得和雞隻的新免疫系統對抗，也就是說面臨新的演化壓力。

到了二〇〇六年，中國廣東汕頭大學的管軼博士從中國東南部各地的家禽身上收集到足夠的肛門採樣，證實病毒已經持續在該地區傳播十年，幾乎全面存在於家禽產業。（原注16）人們愈來愈擔心它可能很容易演化適應而在哺乳動物之間散播，特別是在動物園裡高知名度的老虎因此死亡後。這些老虎並不是唯一死於該病毒的哺乳動物，奧斯特豪斯表示：「爪哇農民甚至有個詞用來描述這個貓科疾病。」理論上，每隻被感染的哺乳動物就是病毒演化適應人類的機會。

傳染病學家，包括進行過許多新冠肺炎早期分析的倫敦帝國學院尼爾．弗格森的研究團隊，開始為此制定應變計畫。A計畫是留意首次人類群聚個案的出現，並且加以隔離直到病毒死光；若圍堵病毒失敗（有些傳染病學家認為成功的可能性很低），就施行B計畫，利用疫苗或藥物保護大家。聽起來很熟悉嗎？

當時各國政府似乎不明白，這些是唯一可行的選項。很少國家備有發放抗病毒藥物或早期監測以圍堵病毒的計畫。但中國值得讚許的一點是，他們開始發展全國性的電腦化預警系統。

B計畫要求開發疫苗，而且同樣重要的是，必須足以提供所有人疫苗和藥物。疫苗製造公司已經開發出一些H5N1疫苗，但是不可能快速大量製造。威脅仍在，對抗流感也是如此，新冠肺炎亦然。雖然面對新冠肺炎，我們可以拿它剛出現作為藉口，可是流感已經不新了。

二〇〇五年，H5N1病毒散布到中國以外的地區，殺死了青海湖數千隻遷徙鳥類。管軼博士發現病毒是來自中國東南部，（原注17）中國高層的回應是抨擊他的研究，

同時宣布動物疾病採樣不再合法。(原注18)

我對於野生鳥類可能攜帶病毒的早期報告本來是半信半疑，但是愈來愈明顯的事實是，雖然這個H5N1病毒殺死許多種類的鳥類，例如潛水鴨和天鵝，但浮水鴨似乎帶有病毒卻幾乎無病狀。

有鑑於浮水鴨四處遊走的習性，問題就來了。公綠頭鴨夏天會橫越漫長距離遷徙至北方，在凍原築巢，然後再飛回南方。牠們遊遍世界：這一年可能在歐洲過冬，下一年在非洲。在夏冬之間，牠們和來自中國的水鴨逗留在西伯利亞同一個池塘裡。於是我訂購了一個我從來沒想過自己會需要的東西：水鴨遷徙的世界地圖集。

書裡顯示的完全是H5N1病毒的蹤跡。整個二〇〇六年，隨著H5N1病毒現身於青海以西的不同國家，新聞頭條不斷報導。這些病毒全是青海湖水鴨病毒的後代。H5N1病毒到處出沒，在這裡殺死天鵝、在那裡感染水鴨，英國、保加利亞及德國都陷入恐慌。它也出現在奈及利亞北部，就在我的地圖集裡標示剛從西伯利亞飛來的綠頭鴨經常停棲的綿延溼地裡。我收到來自賞鳥人士的惡毒郵件，他們非常害怕這表示鳥兒將受到迫害。但並沒有發生這種情況。不過該病毒為害野生鳥群的悲劇已然發生，無人知道規模有多大。

我們其實沒有準備好

H5N1 病毒依然存在。二〇二〇年二月，武漢附近的雞隻爆發了大型的 H5N1 疫情。（原注19）三月時，H5N1 和變異株的禽流感病毒擴散至臺灣、菲律賓、阿富汗、中國、印度、北韓和越南的家禽產業，以及阿富汗、中國、印度和尼泊爾的野鳥群。在病毒的諸多影響中，常被忽視的是因它而來的代價，尤其是對於貧困的農民們。為了消滅疫情而摧毀數百萬隻家禽，在東南亞，單單是二〇〇五年，估計就造成數十億美元的損失。（原注20）

隨著人們學會避免接觸禽鳥類，二〇〇六年之後的人類死亡數量減少。二〇一七年，埃及及印尼有四人死亡；二〇一九年，尼泊爾有一名年輕人死亡。至今，十七國呈報八百六十一例人類個案，超過半數的患者過世，比例驚人。

H5N1 病毒株不是唯一的問題。二〇一三年，中國家禽市場出現 H7N9 病毒，導致人類生重病，不過這個病毒多半沒有高病原性變異，因此不會讓禽類致死而使自己曝了光。二〇一三年起，H7N9 病毒已在中國感染一千五百六十八人，造成六百一十六人死亡（致死率百分之三十九）。而從二〇一七年十月起，只有四例呈報，（原注21）

可能是因為中國在這一年開始廣泛為雞隻接種 H7N9 疫苗，減少人類接觸病毒的數量——但也讓病毒的散布更難以察覺。

有些 H7N9 的感染個案似乎是經由親密接觸而人傳人，這一點令人憂心。H5N1 病毒至今已廣泛傳播了十六年，但它從未真的人傳人。病毒學家很久以前就想要知道它是否會演化出這種能力，所以第一位分離出 MERS 病毒的荷蘭科學家朗恩・傅希耶將 H5N1 病毒結合三個已知使禽流感病毒能夠演化適應哺乳動物宿主的突變基因；其中兩個突變基因被發現於一九一八、一九五七和一九六八年全球大流行病毒上來自鳥類的蛋白質，所以它們已有一段歷史了。

接下來，他以合成後的病毒感染雪貂，在一個高度隔絕的實驗室裡，把牠們和其他雪貂關在籠內觀察後續狀況。雪貂是流感的標準實驗動物，因為牠們傳染的方式和人類很像。第一批感染的雪貂傳給第二批，再傳給下一批，如此連續成功傳染了十次。就是它了：可由哺乳動物傳播的 H5N1 病毒。結果發現這個病毒在雪貂身上獲得了兩次突變，才變得更易傳播。因此 H5N1 病毒總共只要有五個突變，就可以在我們身上傳播。

以這個方式感染病毒的雪貂沒有任何一隻死亡。然而研究團隊發現，由於我們的鼻子結構不同，必須把病毒吹入雪貂的氣管才能了解它對人的致命性有多高。而當他們這麼做之後，這個具有傳染性的病毒殺死了所有雪貂。它在我們哺乳動物身上完全具有傳染性，而且致命性絲毫未減。（原注22）

二〇一一年，傅希耶在馬爾他舉行的某個大型流感會議上說明上述實驗。我一邊聽著他說，同時在筆記本上振筆疾書，有種興奮又驚恐的奇妙感受。這是一件大事。人們開始指控科學家高估了H5N1病毒的威脅性，他們說它可能不會人傳人。**但是這個病毒真的可以**，至少在哺乳動物身上。我永遠忘不了中場休息時我向傅希耶詢問這件事，他的表情有多麼沉重嚴肅。我請教過的其他流感科學家也面露懼色。

後來他的研究團隊把報告送去頂尖期刊《科學》（*Science*）發表，引起極大騷動。美國最高層的生物安全管理委員會（biosecurity committee）設法阻止它的發表，他們主張生物恐怖主義份子可能會利用這個配方醞釀出致命的瘟疫。由於該研究有部分資助來自美國機構，他們可以決定是否發表。

傅希耶回應說，我們需要這個研究才能理解該病毒的風險，尤其現在它已經廣布在歐亞及非洲的鳥類身上。他也表示這個病毒並沒有那麼可怕，但是我知道我在那場會議裡看到了什麼。這個研究報告終究還是被發表了。

稍微緩和該病毒恐怖性的是，H5N1 的野生病毒株並不會自然發生那三個合成的變異，儘管其他種類的禽流感病毒曾發生過這些突變。或許基於某種理由，H5N1 病毒無法自行傳播。

但是真正令人害怕的是，使 H5N1 病毒能夠於實驗室雪貂之間無礙傳播的五個突變基因裡，H7N9 病毒已經具備三個。我們擔心的是，如果 H7N9 病毒偶爾感染哺乳動物（就像它偶爾會感染人類），待在動物身上的期間它可能會獲得其他的突變基因，如同雪貂身上的 H5N1 病毒。不過它可能並不需要這些變異。二〇一七年，一些 H7N9 病毒在雞隻身上獲得了高病原性變異。美國威斯康辛州的流感病毒學家河岡義裕（Yoshihiro Kawaoka）發現，那些病毒已在雪貂之間散播，只是吸入即導致一些雪貂死亡，根本不需把病毒吹入牠們的氣管裡。它是我們發現能夠這麼做的第一個禽流感病毒。（原注23）

我們並不確切知道那些使 H5N1 病毒得以在哺乳動物身上傳播的變異是否也可以使 H7N9 病毒有此能力。這個實驗還沒有人做過。在是否發表 H5N1 合成病毒研究所引發的對立之後，歐美已禁止或不鼓勵這類可能使惡性病毒毒性更強的研究，稱之為「功能增添研究」（gain-of-function research）。美國國家衛生研究院的過敏與感染疾病研究所實事求是的長官安東尼・佛奇（Anthony Fauci），在白宮疫情記者會上冷靜呈報新冠肺炎的科學資訊，在美國成為備受歡迎的英雄。二○一二年是他化解了傅希耶研究的爭議，他說未來任何這類實驗首先必須由該所專家進行風險及利益評估，否則就不會提供資助。（原注24）

二○一七年，功能增添研究理論上獲得解禁。（原注25）這當然有實際風險，風險不只來自刻意製造生物恐怖病原的壞人，更糟的是想要複製該研究但實驗室無法完全隔絕病原的科學家。倘使這樣的病毒逸出，病毒是否有可能來自大自然的問題便不再重要，我們等同自己搬石頭砸了全部人的腳。我個人比較相信傅希耶的實驗室處於最高安全等級，因為荷蘭的督察人員特別嚴格，不過我不知道其他實驗室的狀況如何。

這個問題的範疇超乎流感。病毒學家羅夫・巴里克發現，中國病毒專家石正麗博士在雲南發現的蝙蝠冠狀病毒能夠感染人類的呼吸道細胞，而他想看看病毒需要什麼變異才會對人類更具危險性，如同傅希耶和他的雪貂實驗。然而這種研究屬於功能增添，所以起初他無法進行。二○一九年，美國過敏與感染疾病研究所資助生態健康聯盟，部分原因是石正麗博士擁有最高隔絕層級的實驗室，她可以利用蝙蝠病毒進行這個研究，看看病毒外層的棘蛋白出現什麼變化，使它更能夠感染人類細胞。（原注26）它的風險和利益想必已經通過審查。過程保密，所以我們只知道審查委員認為了解這些病毒的威脅性比病毒逸出的風險更重要。不過在傳出尚無根據的指控，說新冠肺炎的病毒來自石博士的實驗室之後，資助便取消了。

由於大自然會進行它自己的實驗，科學家們主張我們必須更了解病毒。我從病毒學家那裡經常聽到的說法是：「大自然是終極的生物恐怖主義者。」石博士發現蝙蝠身上自然存在的那個病毒，其實已經很具備感染人類的能力，也是大自然傑作的範例。在資助取消之後，生態健康聯盟發表聲明指出：「與出現新興病毒的國家進行國際合作，對於美國自身的公共衛生及國家安全絕對重要。」（原注27）

流感全球大流行即將到來。它就是會發生。也許影響輕微，如同二〇〇九年那次流感的狀況一樣，不過千萬別對當時失去所愛的人這麼說，這些人可不少。這次可能會是H7N9病毒，致死率和現在一樣約百分之四十。它也可能完全出乎意料，來自某個超大型的養豬場，或者來自你家後院養的一群曾與野生動物互換病毒的雞。無論如何，它將會到來。

我們準備好了嗎？沒有。下一章我們將看到，我們生產流感疫苗的速度不夠快，數量不足以應付全球大流行。而且雖然我們擁有的唯一有效抗病毒藥物就是針對流感病毒，但我們尚且不清楚是否有足量的藥物。

如果我們對於明知即將到來的流感全球大流行都沒有做好因應準備，對於不知何時將到來的各種可怕瘟疫，我們怎麼可能做好準備？

第六章

我們該如何對抗與因應疫情？

我們需要以備戰般的認真態度為全球大流行做好準備。（原注1）

——比爾．蓋茲，於二〇一八年美國麻州醫學協會

世界各國並未準備好因應新冠肺炎，對於全球大流行一般也綢繆不足。奧斯特豪斯表示：「過去我們大聲疾呼要防患未然被視為危言聳聽，現在房子都著火了才要開始盤算。」我們應該怎麼辦才好？

你以為我們應該不缺全球大流行疾病的因應計畫：自從二〇〇四年被H5N1禽流感嚇到之後，各國政府和專家學者持續討論各種方案。然而當新冠肺炎爆發時，許多國家爭執不休的是何時封城、如何封城、有沒有可能圍堵疫情，以及何時取消限制。相較於提前部署，多數政府的優柔寡斷造成醫療器材與防護裝備耗盡，防疫措施相對也帶來經濟衝擊，導致失業率上升、破產、貧困、甚至有人挨餓受凍。當疫情突然暴衝，極少政府能夠達成共識計畫，國際之間也幾乎沒有整合行動，就連歐盟內部一開始時也沒有。

其實這一點不令人感到意外。二〇一四年領導美軍對抗伊波拉疫病的克里斯多福・基爾霍夫（Christopher Kirchhoff），在二〇二〇年三月說明了一項關於因應伊波拉疫情的高階分析報告，結論是，若遇上更狡猾的疾病（不像伊波拉病毒，而是像新型冠狀病毒一樣在症狀出現之前就具有傳染力），「美國和國際的反應系統將有垮臺的危險。」（原注2）

我們需要什麼行動？

美國曾設法改善問題。他們依據《國際衛生條例》的規定，花了十億美元在發展中國家設立偵測實驗室和應變準備計畫，並且為了因應全球大流行而在國內儲備防護裝備並建立醫院網路，也在白宮設立了一個籌畫及領導因應措施的辦公室，名為「全球衛生安全暨生物防禦國家安全委員會」（National Security Council Directorate for Global Health Security and Biodefense）。基爾霍夫提到，這三項努力在川普執政下，不是缺乏經費就是被終止了。（原注3）當新冠肺炎肆虐，歐巴馬政府擬定的全球大流行因應計畫多半遭到忽視。

雖然這些政治問題是美國所獨有的，但缺乏準備和行動並不是。三月十一日，世衛組織祕書長譚德塞終於宣布新冠肺炎進入全球大流行，並且說他這麼做是因為，「我們很擔心它驚人的散布速度和嚴重程度，以及大眾令人憂心的毫無作為。」（原注4）

幾週下來，全世界（尤其富裕的西方國家）似乎被困在一場慢速失事中，彷彿各國都無法相信風暴將會降臨自己身上，並且因為不知如何因應而癱瘓。有很多的懷疑和否認：當科學家們懷疑疫情可能已經遍布全球時，北美及歐洲的資深官員還在說病毒仍然被圍堵在中國。結果科學家是對的。（原注5）針對特定事件發生而啟動特定反應的全國性計畫，原本應該更早展開更果斷的行動。但顯然許多國家並沒有這樣的全國性計畫。

即使在備有這類計畫、甚至是依計畫執行的地方，行動設計主要是為了因應流感。然而如我們所見，流感和新冠肺炎有許多不同之處。圍堵策略對於迅速蔓延的流感沒有作用，但是如中國所示，它對新冠肺炎是有效的。世衛遲遲才宣布新冠肺炎全球大流行的部分原因，是他們害怕各國會放棄圍堵政策和檢測，直接實施流感時所採行的保持社交距離措施。有些國家確實如此。

許多國家至少盤算過流感大流行的因應計畫。不過由於二〇〇九年的全球大流行最終只是虛驚一場，所以一些國家連這種備案都刪了。SARS流行期間的世衛前祕書長布倫特蘭德是「全球應急準備監測委員會」（Global Preparedness Monitoring Board）的聯合主席，她在二〇一九年提到：「長久以來，我們對於全球大流行的態度就是讓恐慌和忽視不斷循環：威脅嚴重時就奮力一搏，威脅平息後則迅速遺忘。早就該有所行動了。」（原注6）

沒錯，但是我們需要什麼樣的行動呢？二〇一四年伊波拉病毒在西非幾近失控之後，有些人曾經滿懷希望，以為那個叫人捏把冷汗的驚險經驗會讓整個世界覺醒，為重大疾病事件做好準備。那次經驗的確推展了一些行動，對於應付新冠肺炎至為重要，諸如創立流行病預防創新聯盟，統整全球大流行疾病疫苗的金援，以及提升世界衛生組織的緊急應變能力。

然而，眼前這一疫我們依然措手不及。即使我們明知冠狀病毒的風險，藥物和疫苗的相關研究向來有限。有些基礎研究已經完成，部分新創公司甚至有些實驗性疫苗，可是尚且沒有真正可以派上用場的東西。至於全球大流行因應計畫則各國不一，或各州不一，或者根本不存在。一個聯合國高階小組在二〇一六年發出警訊，我們低估了比伊波拉病毒更不易控制之病原的風險，諸如致命性的呼吸道病原體，而且準備功夫「遠遠不足」（原注7），更別說因應之道。新冠病毒是具致命性的呼吸道病原，而我們確實對它無力抵抗。

世衛主張「必須加速行動」的警告未收成效，如我們所見，只有南韓、臺灣、新加坡、香港以及諸如越南和紐西蘭等地記在心上。在伊波拉疫情之後，英國設立了一個即時反應小組，當時他們自豪地說，該小組能夠在兩天內到世界任何地方調查疫情爆發的原因並做出因應。（原注8）可是當新冠肺炎蔓延到英國時，他們的反應非常之慢。由於檢測量不足，可惜了原本用來圍堵病毒而進行隔離及接觸追蹤的初期計畫，取而代之是一個半吊子的科學計畫，目的是讓大部分人都接觸到病毒以發展出群體免疫（herd immunity）。不過在科學家們解釋這麼做將造成多少人喪命之後，該計畫便遭到擱置，改以保持社交距離的作法，但耽擱的時間加上很少落實執法，導致英國到了二〇二〇年五月出現了歐洲的最高死亡率。

在此同時，數量有限的防護裝備危及醫護人員的生命風險。全球應急準備監測委員會提及，「絕大多數國家的衛生系統」無法應付嚴重呼吸性病原迅速傳播而大量湧入的病患。他們指出，醫院的處置能力以及醫療口罩與防護衣之類的重要產品製造，都力有未逮。（原注9）當新冠疫情爆發時，這樣的情況在許多地方確實都發生了。

至少各國政府現在對於新冠危機都做出了回應，他們承認問題的存在。這可能是這場全球大流行的一線生機。事實再明顯不過，全人類皆處於傳染病迅速擴散的風險中，而目前顯然無力阻止或有什麼有效的因應措施。三月二十六日，G20（全世界最富有的二十個國家）發表聲明，承諾「大幅提升對抗傳染病的經費，強化全國性、區域性及全球性對於潛在傳染病爆發的應變能力」。

他們也先做了功課，知道對抗傳染病的經費應該涵蓋哪些項目。「我們進一步承諾，將共同合作增加疫苗和藥物的研究與開發，增進數位技術，強化國際性科學合作……迅速開發、製造及分配診斷技術、抗病毒藥物和疫苗，遵循效能、安全、平等、可取得性及可負擔性。我們敦請世界衛生組織評估全球大流行的準備策略有何不足，未來幾個月裡在各國財政及衛生首長的聯合會議上呈報，以期建立全球的準備和回應行動。」

他們同時允諾，這次危機結束後不會再搞砸。「此次倡議將作為一個全球性、有效性、持續性資金挹注及合作的平臺，加速疫苗、診斷技術及治療方法的開發及傳送。」（原注10）

聽起來不錯，如果他們言而有信的話。不過很多承諾看來非常模糊，要如何有效達成呢？若考量到我們除了流感以外，尚且不知下次會出現什麼病毒，甚或哪一種流感，那麼究竟應該從何施力？對於正因新冠疫情而焦頭爛額的各國政府，要如何「大幅」提升經費？這些努力至少將有一個事實作為助力，亦即由於新冠肺炎，我們現在能夠看清楚過去十年裡，我們原本應該做些什麼。就讓我們一起來看看工具箱裡有什麼。

必須有更多人一起努力

首先是認識敵人。我們應該把目標放在哪些病菌？一旦新興傳染病出現，我們只能專注於因應嗎？有沒有可能多做些什麼，讓它根本就不會出現？

我們在前面看過世衛的優先提防病毒清單，對於可能存在的病原已經有些概念。但是並非人人都認為這種清單有所幫助。二〇一八年，美國約翰霍普金斯衛生安全中心警告，這類清單「會僵化我們對全球大流行病原的思維」，讓我們以為只需要擔心清單上頭的問題。而且世衛清單上的一些病原並非真的具有全球性風險，將它們列名其上只是為了取悅那些因它們而造成問題的區域。

約翰霍普金斯衛生安全中心反而呼籲要密切留意他們懷疑最有可能帶來實際風險的某類病原：呼吸道 RNA 病毒。（原注11）這類病毒發生突變及演化的速度比其他病原更快，因此能夠在物種之間更迅速傳播。該中心的傳染病學專家阿梅西．艾達佳（Amesh Adalja）強調，我們能夠以汙水處理的方式阻止腸道性病原的傳播，也能夠透過謹慎處理體液防止伊波拉病毒及愛滋病毒的感染，但呼吸道感染則較難防堵——每個人都必須呼吸。兩年後，新冠肺炎這個呼吸道 RNA 病毒所引起的疾病，證實他們的懷疑是對的。

該中心也呼籲對於哪些病原實際會令人致病進行更多調查。多數人並不理解，醫師所做的診斷多半是「症狀」，肺炎、腦膜炎和敗血症都是用來描述病程發展的專有名詞，並不是描述病因。由於治療症狀並不需要知道這麼多，這些疾病背後的真正病原常常甚至無法判定。醫師使用廣效性抗生素對付細菌，或者遇到新冠病毒之類的病原時，他們只是設法讓病人活著，直到病人自己的免疫反應開始作用。

「要照亮這個生物性的暗物質[1]，」該中心的研究團隊主張，「必須在會造成傷害的微生物裡努力發現病原。」積極在一些崗哨（或許是人畜共同傳染病的熱點）進行這類診斷，如此一來當病原開始跑到人類身上時，即有可能提早揭露下一個大威脅。

為了對綜合症狀做出更精確的診斷，醫院實驗室需要新的診斷技術，用以區分多種不同病原。因此「診斷技術」才會成為G20的承諾之一。所幸過去十年間這些工具已經大幅增加，所以至少我們前進的方向沒有錯。（原注12）

診斷儀器製造商生產出自動化檢測「套組」，能夠分辨十多種呼吸道或腸道病毒的DNA或RNA；相較於需要病原培養、緩慢又不敏感的舊式病原辨識方法，這是很大的改善。讓這種檢測能力能夠更廣泛且更容易被取得，包括負擔不起但出現傳染

1.編按：dark matter，物理上用來指稱謎樣的物質。

病熱點的國家，將有助於照亮很多致病性的「生物性暗物質」，並且讓我們對於究竟在對抗什麼病毒有更清楚的概念。

目前市面上最廣泛使用的診斷試劑組是用於醫院例行實務，主要用來檢測導致最多人感染的常見病原。若要在崗哨地點尋找例外，最好能夠有檢測意外和未知病原的試劑。但這似乎不可能，要怎麼設計出檢測未知病原的試劑呢？不過二〇一四年歐洲推出一個檢測系統，確實能夠做到。

這個 IRIDICA 系統的原理是複製採樣病原的 DNA 或 RNA，然後放到一個小型質譜儀（mass spectrometer）裡，它會精確判定分子質量，小至原子量也可判讀。利用不同已知病原的質量資料庫，這個分子質量可以用來鑑定病原種類，甚至判斷細菌是否帶有抗藥性基因。「或者如果它的分子質量不符合任何已知病原物種，該系統也能分辨它是個迄今仍未知的流感病毒或冠狀病毒，或是屬於其他病毒家族。」新診斷工具發展基金會（The Foundation for Innovative New Diagnostics）首席科學家瑞格拉加．森巴（Rangarajan Sampath）如此表示，該基金會是一個位於日內瓦的非營利組織，主要目的是促進診斷技術開發。

該系統起初是由美國國防高等研究計畫署（Defense Advanced Research Projects

Agency）資助，該機構是網際網路的發明者（他們總是拿此來說嘴）。這個系統原來是要用於掃描生物武器，我在一九九八年斯德哥爾摩的一場生物防禦會議上聽說過它的原型。二〇〇九年，這項技術的實驗性原型率先發現美國出現來自墨西哥的新型流感，它的設計不只可辨識出流感病毒，還可以辨識它的八個 RNA。它也發現這個新病毒含有來自鳥類、豬和人類流感病毒的成分。

然而醫師和醫療技術監管機構一直對於自動化診斷技術不甚熱中。這個 IRIDICA 系統最終在二〇一四年於歐洲上市，並且等候美國政府批准使用。二〇一七年，擁有該系統的製藥大廠亞培（Abbott）宣布停止製造。由於政府刪減相關預算而經費吃緊，加以老化人口漸增的健康照護需求，該系統在醫院一直銷路不佳。但真正的問題出於，倘若缺乏針對特定病原的治療方法，那麼找出導致病患出現敗血症或肺炎的病原就不會有顯著的成本效益。

「這實在讓我很難過。」瑞格拉加．森巴感嘆，「仍然沒有可行的替代方法。」尤其是可以很快診斷出敗血症病原的方法，由於敗血症常具致命性，迅速找出病原真的可以救命。這個系統在諸如人畜共通傳染病流行的熱點非常重要，這些地方可能會冒出新的病原，而這個系統能夠快速排除幾乎所有已知的病原，並且偵測出某個未知的病原家族。

要設法提升診斷結果有個惡性循環，如我們前述，如果沒有針對病原的特定療法，進行感染檢測就沒有意義。不過約翰霍普金斯衛生安全中心主張，如果我們不做檢測，就不知道應該針對哪個病原發展療法。令人驚訝的是，除了流感，我們對於任何其他的呼吸道 RNA 病毒都沒有特定的療法或疫苗。我想至少針對新冠肺炎，我們可能很快會找到吧。

此外，全球性的監測系統只針對流感。各國判斷國內散播的流感種類是什麼，再把樣本送到由世衛組織統整的全球實驗室網路。我們依此監督流感病毒的演化，每年根據專家認為即將流行的病毒製造對抗的新疫苗。參與監測系統的國家有一個額外好處，理論上他們可以拿到這些新疫苗，不過遇上緊急情況，即使有國際協定，製造疫苗的國家也不會放掉自己手上的疫苗，所以這種保證並不一定能實現。

約翰霍普金斯衛生安全中心想要把監測對象擴及流感以外的其他呼吸道 RNA 病毒，他們在世界各地採樣，尤其是可疑的熱點。他們希望把冠狀病毒、立百病毒、亨德拉病毒和腸病毒都納入監測。腸病毒是最常感染人類的病毒家族，它們造成的感染大多無症狀或症狀輕微，少數例外是小兒麻痺病毒。他們甚至想要監測鼻病毒（rhinovirus），它是在新冠病毒出現之前，唯一比人類傳播的四種輕症冠狀病毒更常導致一般感冒的原因。

他們這麼做是因為即便一般感冒也可能大事不妙。感冒是一種綜合症狀，不是指特定的病菌，至少有兩百種病毒可以導致感冒。美國軍人不再接種腺病毒疫苗之後，二〇〇五年一處軍事基地出現新的腺病毒，腺病毒是導致新兵感冒的常見原因，但這次新病毒使美國確診的一百四十人出現嚴重肺炎，當中許多患者年輕又健康，而可能有更多未經檢測的感染個案。一百四十人當中有十人病逝。到了二〇〇八年，多數人已經接觸過這個病毒也產生免疫力了，它變得就像是另一種冬季感冒病毒。不過病毒不會永遠安分下來，而且我們並不了解多數的病毒。

有些人認為我們應該在傳染病找上我們之前就先發現它們。當然，我們應該在新疾病出現在人類身上之前就設法找到它，才能迅速將之杜絕。但是傳染病學專家彼得．達薩克的觀察是，在新病的爆發數量和經濟衝擊規模迅速增加的情況下，為了阻止它們出現，合理作法會是處理導致它們出現的潛在因素，亦即人類生態的改變，以及人類與動物的關係。

為了這麼做，「全球病毒體計畫」（The Global Virome Project）預計要把在已知感染人類的病毒家族裡、據估計有五十萬種的動物和鳥類病毒，進行基因定序並建構基因圖譜。該計畫領導人丹尼斯．卡羅爾（Dennis Carroll）表示，接下來十年裡將耗費三十七億美元來執行計畫；而他發起的這項預測（PREDICT）計畫亦協助發現了中國雲南的蝙蝠病毒。他拿這個費用與新冠疫情將造成的幾兆美元損失相比。他提到，知道潛在危險的病毒在哪裡，有助我們集中預防措施，例如已知在某個物種身上或某些地方有令人憂心的病原，就要減少人類與其互動的可能。

不過批評意見指出，雖然這樣的調查是很棒的科學，但對於預防下一次的全球大流行沒有什麼用處，除非我們也知道病毒的能力，然後找到對付的方式。約翰霍普金斯衛生安全中心的團隊說：「花這些力氣不一定代表會有更好的準備，因為並沒有確切方法可美國故總統約翰以把大量的病毒依致病力分類，而且事實是，多數鑑別出來的病毒對於人類幾乎不具威脅性。」

分子演化生物學家安德魯．朗堡及其同儕於二〇一八年評論這個計畫概念時也同意：「再多的DNA定序也無法告訴我們下次病毒爆發會在何時或在哪裡發生。」（原注13）二〇一四年的伊波拉病毒是當時史上基因定序做得最多的病毒，但並未阻止二〇一八年在剛果爆發的另一次疫情。事實上，到了二〇一三年，病毒學家已經把近似SARS

病毒的蝙蝠病毒完成基因定序及呈報，也警告過它造成全球大流行的可能性。阿梅西．艾達佳表示：「這個預測並沒有阻止新冠病毒出現，人們認為這些病毒的風險只是理論性的。」現在我們都知道並非如此。

朗堡及其同儕都呼應約翰霍普金斯團隊的看法，他們表示更值得投注經費的是人類疾病監測，一旦新的感染出現就會被偵測到，並以基因定序找出病毒，再利用血清學（serology，檢測血液中的抗體）看看人們以前曾經感染過什麼。

他們也表示，最好藉由受訓過的各地研究人員組成全球網路來完成這項任務。卡羅爾亦有同感，雖然他也希望這個網路「在病毒仍於動物族群裡進行演化時，就加以監測、反應並防止病毒溢流。」(原注14)（實證案例：蝙蝠病毒。）即使科學家對於我們需要在病毒興起過程中的哪個階段進行監看各有意見，但他們都同意一件事：我們需要更多的人，在世界各地一起監看，最好堅守各自的地區。

嚴密的監測與更好的預測能力

我們其實已經有了一些監看世界的眼睛。最早發現SARS病毒的加拿大系統依然監看著全球的線上聊天，篩檢是否提到疾病，並且每個月把大約三千個「訊號」（值得監看的線上內容）傳送給世界衛生組織，然後該組織再追查的約有三百個，詳加調查的有三十個，平均來說，每天查一個。

然而，曾參與國際衛生計畫的人，諸如美國流行病學家和公衛專家大衛．海曼及全球疫苗免疫聯盟（The Global Alliance for Vaccines and Immunisation，協助貧國購買疫苗的組織）執行長塞斯．貝克利（Seth Berkeley），他們認為應該由更多國家自己進行監測及分享成果。偷聽各地線上聊天內容是個有趣的監看方式，但是若要認真監測疾病動向，由熟悉當地疾病且有調查能力的地方公衛人員來執行才是最佳方案。

這個點子並不新，只是至今還沒有人實際去做。《國際衛生條例》原本是依據十九世紀的規定所制定而具法律約束力的國際條約，當時規定各國必須相互通報一些透過海運可能構成國際風險的疾病，包括霍亂、鼠疫、黃熱病、天花。

在SARS之後，《國際衛生條例》進行修訂。二〇〇五年的版本強制各國共同營救受到散布國際的疾病所危害的生命及工作。各國應當互相協調疾病監測及反應，而且富國理應協助窮國進行充分的監測，以找出任何危險徵兆。（原注15）

各國都做到了一些，但顯然不夠多。當伊波拉病毒於二〇一四年在西非爆發，最早失靈的便是監測系統。疫情早在二〇一三年十二月就開始在幾內亞蔓延，但是直到隔年三月才確認為伊波拉病毒，此時它已經擴散開來。在此之後，反應系統也失靈，等到世衛宣告疫情緊急時已經是八月了，病毒在兩個城市已然失控。

世衛組織因為延遲宣告而遭致批評，部分原因來自組織僵化，而自那時起它便設法解決這個問題。（原注16）但是根本問題是第一個延遲，亦即失靈的監測系統。《國際衛生條例》規定各國必須告知世衛組織任何重大、不尋常或可能引發國際旅遊或貿易限制的疫情爆發，新冠肺炎就符合這個狀況，中國也確實將問題告知該組織，但是他們並未提供任何資料讓世衛可以檢視實際情況，看看中國所稱是否屬實；舉例來說，感染是否真的不會人傳人。

然而，多數擔憂集中在比中國更窮困的國家，它們沒有能力發現及診斷突然出現的群聚感染，亦無法回報世衛。其中許多國家位於熱帶或亞熱帶的疾病出現熱點，需要密切監看，當初英國設立兩天反應小組正是為了調查這類警示狀況。《國際衛生條例》二〇〇五年的更新版要求所有國家在二〇一四年以前完備監測能力，隨後又延長期限至二〇一六年。但各國是否在期限內達成了呢？

二〇〇五年的條例修訂是由大衛．海曼帶領各國交涉談判，他表示：「他們沒有做到。當時富國對於資助國際應變能力比較有興趣，例如世衛新設的緊急事務單位，而窮國的病原監測則較少獲得協助。」富國對於救援緊急狀況興致勃勃，但對於預防導致緊急狀況的新興傳染病出現反而提不起勁。事實上，監測系統和反應系統需要同時並進。

全球衛生安全聯盟（Global Health Security Alliance）於二〇一九年進行一項評估，目標是測量各國遵循《國際衛生條例》的程度並促進各國依循。結果發現，「沒有任何國家對於傳染病或全球大流行有完善的準備，」無論富國或窮國。評估項目包括國家是否能夠預防病原出現、偵測及呈報「可能需要國際關切」的傳染病、做出因應行動，以及治療患者與保護醫護人員等等。

成績糟透了。只有百分之十九的國家在偵測和呈報能力的項目得分超過八十，不到百分之五的國家在迅速反應及延緩傳染病的項目得到高分，綜合富國和窮國的所有項目，總平均是四十分；即便只計算富國，平均分數也只有五十二。（原注17）

二〇〇一年美國受到炭疽桿菌攻擊，以及二〇〇四年的H5N1禽流感威脅之後，富國對全球大流行疾病的準備程度大幅上揚。可是二〇〇九年的流感沒有淪為大災難之後，準備工作又失寵了。有些國家放任倉庫裡的抗病毒流感藥物過期，而且就我能夠找到的資料來看，沒有國家更新全球大流行流感疫苗的預購訂單。

英國政府於二〇一六年舉行過一個流感全球大流行的模擬演習，稱為「天鵝演習」（Exercise Cygnus），演習結果從來沒有發表，但是參與人員曾無意中透露，它顯示醫療服務、甚至停屍間將供不應求。這個問題在新冠肺炎疫情裡已然發生，所以我們只能假設當時的警示並沒有帶來足夠的行動。積極人士正發起法律行動，迫使英國發布該演習的結果。二〇一九年美國舉行了類似的流感模擬演習，稱為「紅色疫災」（Crimson Contagion），也沒有發表結果，直到二〇二〇年三月《紐約時報》才洩漏消息，揭露當時的反應是不知所措、準備不足，同樣預告了後來新冠病毒出現與肆虐的慘況。（原注18）

你可能會認為，如果有任何組織準備好面對傳染病和全球大流行，那必定是世界衛生組織，但從它在二〇一四年對伊波拉疫情的處理方式可見並非如此。一個原因是它過度聽從非洲的分部辦公室及當地政府所言，他們在疫情看似仍規模有限時設法輕描淡寫。我當時聽說它僵化的階級結構，使得田野傳染病專家無法向領導階層示警，而時間點對處理傳染病來說攸關緊要。不過還有一個原因是，世衛組織無法募得支持迅速應變反應的資金。（原注19）

但是世衛迅速因時制宜。布魯斯．艾爾沃德於二〇一四年九月加速該組織對於伊波拉疫情的反應，他表示：「疫情期間，我們需要做不同的事情，例如在偏遠地區招募兩千人，協助進行個案及接觸者的隔離。」他們當時必須從災害反應機構引進新的技術，在短時間裡迅速學習。艾爾沃德後來告訴我：「就好像要求企鵝學飛，你把牠推下懸崖後，驚訝地發現牠竟然飛得這麼好。」

由這次經驗而成立的世衛緊急應變小組領導了本次的國際新冠疫情行動：企鵝已經長出真正的翅膀，但是它的金援來自會員國自願提供，向來不完全可靠，也多次陷入困境，包括二〇二〇年四月全球大流行高峰時，美國威脅抽走銀根。然而，為了防止未來再度出現全球大流行，我們必須有可靠的監測及反應系統，而這必須協調全球的行動——這也是世衛的工作，所以它需要更多可靠的資金才做得到。

此外，有了更嚴密的監測，世衛需要比現在更好的預測能力，找出哪個疫情破口可能造成威脅，盡速加以回應。新冠肺炎並非第一個在中國出現的不明肺炎，過去幾年間 ProMED 疫情通報論壇就曾經呈報過一些個案，但僅止於此。哪些情況會惡化？有什麼線索會透露端倪？

有人寄望大數據會有所幫助。我們可以利用大數據分析大規模的電子醫療紀錄，包括google上「流感」關鍵字的搜尋和醫院的匿名病例，以此找出問題關鍵。最終來說，針對病毒如何對我們造成傷害以及為何有些人的病況會比較嚴重，投入更多的研究應該可以逐漸讓我們知道怎麼偵測到那些具有危險性的病毒。諸如中國的自動通報系統或許也有幫助，這類系統的設計目的是在某些症狀擴散之前，先讓大家知道而有所警戒。

二〇二〇年三月，科學家們在為智庫「美國企業研究院」（American Enterprise Institute）準備的一篇報告中，呼籲成立一個永久性的國家感染疾病預報中心，「與國家氣象局的功能很像」，為公共衛生提供「決策性支持」，包括遇到什麼事件應該做出什麼反應。然而，研究者也警告說任何複雜系統的預測都不簡單。（原注20）氣象就是很好的對比，美國國家氣象局收集巨量資料再轉成預報的費用支出，每年十億美元，而美國疾病管制與預防中心為了公衛而收集資料（地方個案數量、特定年齡的死亡率、接種率等等）的支出，只有前者的四分之一，而且沒有製作預報的預算，因為公衛的預報從來沒有實現過。

當然，我們已經有一個通過驗證、眾包（crowd-sourced）[2]、世界性且歷經百戰的疾病監測系統：ProMED疫情通報論壇。ProMED也經營「核心外疾病突發證

2.編按：一種特定的資源取得模式，個人或組織可利用大量的網路用戶來取得需要的服務和資訊。

實系統」（EpiCore），目標是即使各國政府猶豫不決或失能，各種傳染疾病仍得以通報。它是由懂得田野流行病學的醫護和獸醫人員報名參加，如果ProMED聽到某個令人堪憂的謠言，便可以透過保證不會洩漏個人隱私的網路平臺請這些人去確認。倘若你符合入會條件，可以考慮加入。

然而，出人意料的是，ProMED的支持主要來自少數補助款及自願捐贈，幾乎入不敷出，我們是否可能幫它找到一些獨立贊助呢？這麼一個啟動全球傳染病反應的重要機構必須經常尋求捐款，煞是難堪。二〇二〇年四月，正當新冠肺炎肆虐之際，我們都收到由ProMED論壇副總編輯馬喬里．波拉克署名的電子郵件，懇求讀者或許可以捐個二十五美元。

一地有疾病就是各地有疾病

最後，如果我們要把監測做得更認真，除了人畜共通傳染病的熱點，還必須監測實驗室。如我們於流感的章節所見，歐美的研究經費審核機構目前很不願意核准一些為了找出病原具有多大威脅而增強病原危險性的實驗，無論刻意與否。不過科學家主張，我們需要知道有些病毒是否真的有可能變得更危險，以及倘若如此，應該留意它們出現什麼突變基因。基於這個理由，美國國家過敏與感染疾病研究所去年決定繼續資助中國科學院武漢病毒研究所的冠狀病毒研究。

兩難之處在於，這類實驗若無法嚴密隔絕，就會釀成我們原本設法要避免的災難。我們有能力安全進行這類研究，而且多年來一直如此。但我主張除了提供更多研究經費，也務必要資助更好的實驗室隔絕設施，並且嚴加監督，確保研究人員能安全施作，也留意一些真正具備風險的事情。

我已經聽過太多漫不經心或有計畫性的病毒實驗。二〇〇一年一位同儕於《新科學人》披露一則壞消息之後，讓所有病毒學界的人都倒抽一口氣：某個澳洲實驗室在完全無意之下創造出一個致病性特別強的鼠痘（mousepox）病毒株。鼠痘是與天花有關的鼠類感染疾病，研究人員給了這個鼠痘病毒一個基因，他們以為該基因製造的免疫調節物質是無害的。然後在二〇〇三年的一場日內瓦會議上，我聽見一位美國科學家描述他計畫利用一種痘病毒製造出比那個病毒更致命的病毒，理論上它可以感染人類，雖然他希望它的致命性在人類身上不會表現出來。

當時領導消滅天花的病毒學家韓德森（D.A. Henderson）仍在世，演講廳裡他就坐在我旁邊，看得出來他怒氣逐漸上升，同場其他多位科學家看起來也很不安。當有人詢問這位研究者冒著如此高的風險是希望從這個實驗中學到什麼，後方冒出一個聲音說：「九一一恐怖攻擊。」看來就是因為恐怖份子可能會做這類實驗，所以我們必須做。我不知道這些實驗是否已在進行。(原注21)

不過關於導致新冠肺炎的病毒我們知道一件事：它不是在實驗室裡製造出來的。二〇二〇年二月，位於美國加州拉霍亞（La Jolla）的斯克里普斯研究所（Scripps Research Institute），傳染病研究員克莉斯汀・安德森（Kristian Andersen）及同儕有機會仔細研究這個病毒之後，表示以病毒學家所知根本不足以製造出這樣的病毒。(原注22)

蛋白質是由數百個稱為胺基酸的較小分子串聯而成，胺基酸的種類和排列順序決定蛋白質的構造，進而決定蛋白質的作用。蛋白質基本上是完成多數生物過程的微小機器，新冠病毒的大型外套膜上的棘狀蛋白上頭有一個點，與人類細胞上ACE2蛋白的一個點形狀吻合，接合後病毒即能感染細胞。病毒接合點是一連串的胺基酸，安德森承認我們不可能料到這些胺基酸能夠與人類ACE2蛋白質接合。沒有任何病毒學家設法建立起人工接合點時選擇那些胺基酸。而結果它們還真的能接合。這個病毒還有一些全新的變異，不可能來自研究病毒野生株的實驗室，而且病毒主幹也不像是實驗室用來研究冠狀病毒的任何東西。

三月時，新興傳染病領域名氣最大的二十七位人士在頂尖醫學期刊《刺胳針》上發表前所未見的聲明，他們表示：「我們共同強烈譴責那些暗示新冠病毒非自然起源的陰謀論。」來自許多國家的科學家們已經研究過新冠病毒，「壓倒性的結論是這個新型冠狀病毒源自野生動物。」他們稱中國科學界對於新冠疫情的處理及成果分享的努力「值得讚揚」，結語是：「我們希望中國的科學和醫療專業人士知道，在你們與這個病毒奮戰時，我們和你們站在一起……和同儕們一起站在前線上！」（原注23）

新冠疫情過後，若能繼續這種激勵性喊話將會很不錯。無論我們發現什麼疾病，如果沒有組織全球性的行動，所有這些計畫、診斷或監測都不具意義。現在對我們所有人來說，「一地有疾病就是各地都會有疾病」不再只是一句聽起來像在電視募款馬拉松上會喊的口號，而是我們經歷過的現實。

然而隨著各種疾病興起，全球聯手合作的思維卻一直沒有出現。二〇一五年茲卡病毒讓美洲地區措手不及，即使它之前已經從亞洲向東移入太平洋，導致比過往更嚴重的疾病。而且早在二〇一三年，另一個源自非洲、由蚊子傳播的屈公病毒就循著完全相同的路徑傳播。

二〇一三年，中國武漢和美國北卡羅萊納州的病毒學家就發現蝙蝠冠狀病毒會讓老鼠生病，而且輕易即可感染人類細胞，當時他們簡直就在高喊著全球大流行的隱憂。二〇〇四年，科學家們也大聲疾呼要當心豬流感病毒家族，而這些病毒的確也在二〇〇九年釀成災。或許回頭檢視更容易看出問題，但是這兩次發聲似乎都沒有成就什麼事情。共享健康平臺（One Health Platform）是一個科學家的組織，由病毒學家亞伯．奧斯特豪斯及其同儕設立，集合人類學、動物學、環境衛生許多不同領域的研究人員，以及來自政府和國際機構的不同人士，以較宏觀的角度看待全球衛生安全。不如就從這個地方開始討論我們應該如何建立起例行性行動以面對全球大流行的威脅——不只是發現新病原，也要有因應之道。

二〇二〇年世界共享健康大會（World One Health Congress）舉辦前，主辦人在一篇報告裡提到，在上一次與下一次全球大流行發生之間的「和平期」，我們必須進行：監測及診斷人類和動物的病症、辨識新的病原、開發診斷技術及配送機制、研究新型感染如何致病、藥物、疫苗，以及搭起科學家、政府和公眾之間的溝通橋梁。最後一項特別容易被忽略。（原注24）

然而，這其實是一份科學家的清單，多半與偵測有關，而非採取行動，畢竟行動要由政府來做，而非科學家。所以清單上也許再加上一點：建立國際權威機制，判斷所有調查是否顯示有潛在威脅存在，而我們必須做出立即反應（藥物及疫苗開發和積極監測）。既然現在我們處於病毒作戰期，也許各國政府會開始留意這些準備措施，也會願意花錢進行。隨著我們加強監看新興病原，勢必將會有更多警訊出現，所以必須要有人負責組織反應行動。

認識敵人，選擇武器

關於藥物和疫苗，首先要認識敵人，然後選擇武器。

二〇二〇年五月，流行病預防創新聯盟統籌了九種不同新冠肺炎候選疫苗的研究和試驗，世衛也協助統籌現有抗病毒藥物的試驗，看看它們對於這個全球大流行的病毒是否有用。這些全都有其必要，而且戰時我們必須要有這種統籌能力。不過我們也需要往前看，至少在第一波研究開發獲致成果之後就要這麼做，否則我們將一直玩著在後面追趕病毒的致命遊戲。

有一個極度需要經費的疫苗是流行病預防創新聯盟沒有做的，但二〇一九年被全球應急準備監測委員會列為優先開發：通用型流感疫苗（universal flu vaccine）。接下來我又要老調重彈，但說再多次也不為過：流感全球大流行是勢在必行。流感病毒帶有新型的表面蛋白，多數人對它幾乎沒有免疫力。就定義來說，由於我們完全不知道下一次大流行的病毒會帶有什麼表面蛋白，所以無法事先針對某個病毒株製造疫苗。表面蛋白的種類有無數多，對某病毒蛋白有免疫力無法保證你對其他病毒蛋白也具有免疫力。

大流行的病毒株出現後，一旦我們知道它長什麼樣子就可以快速生產疫苗。事實上，目前的計畫便是如此，因為我們能做的大概也只是這樣。但是這個方法無法以夠快的速度保護夠多的人。疫苗製造量並不是太少，全世界每年能製造十五億劑冬季流感疫苗，也就是說，理論上它能夠製造六十四億劑流感大流行的疫苗。（原注25）當然全球人口超過這個數字，但是疫苗專家告訴我，即便我們製造出更多疫苗，也不可能讓每個人都拿得到。

為什麼一般疫苗和大流行疫苗的製造能力不同呢？多數季節性流感疫苗的每一劑量含有十五微克的H蛋白，來自每年冬天傳播的三種流感病毒株：H3N2病毒、二〇〇九年留下來的H1N1病毒，以及B型流感的優勢病毒株。有些疫苗有四個病毒株，多一個B型病毒株。理論上，既然全球大流行疫苗只以一種病毒株為目標，它只需十五微克的該特定H蛋白，所以當疫苗生產線從季節性疫苗轉為全球大流行疫苗，理論上可以大量生產出足夠的流感病毒，比正常產量多出三至四倍。

然而，結果可能是我們需要更多全球大流行病毒的H蛋白質才能刺激免疫系統的反應，如此一來能夠製造的疫苗劑數就少多了。一些H5N1禽流感的實驗性疫苗即出現這種情形。或者我們可能需要間隔一個月施打兩劑相同疫苗才能獲得保護力，如同二〇〇九年流感全球大流行時年輕人從沒接觸過該病毒H蛋白的情形，因而需要時間進行接種，所以就沒有足夠疫苗可以提供給每個人。

或者也可能是比較正面的遠景。我們可以利用一種稱為佐劑（adjuvant）的免疫刺激化學物質，使得少許劑量可以達到更好成效：近來已經開發出幾個不錯的佐劑，其中一個被用於新冠肺炎候選疫苗。疫苗研究人員也研究過另一個使少劑量更有效的可能方式，就是利用微細針頭把流感病毒蛋白注射到我們的皮膚裡，取代注射到肌肉深處的現行方法。皮膚裡爬滿免疫細胞，可以使微量的疫苗發揮最大成效。

至少我們現在能夠製造的標準流感疫苗量比二〇〇六年時多四倍，原因是當時對於禽流感的擔憂升高，窮國擔心全球大流行時他們無法取得疫苗，所以那一年世界衛生組織發起增加疫苗生產力的活動，並且在較貧困的國家進行。

但是所有疫苗製造廠都使用製造流感疫苗的標準流程，以蛋培養流感病毒，花半年時間才能生產出足夠疫苗，而且疫苗病毒還得長得好才行。二〇〇九年全球大流行時，直到秋季疫情結束之前都沒有疫苗，部分原因是一開始病毒生長緩慢。假使那年秋季的H1N1病毒像它一九一八年的祖先那樣變得特別致命，遲來的疫苗將會使疫情慘重。

因此即使投入所有心力製造更多標準疫苗，一旦遇上極為致命的流感病毒，我們生產疫苗的數量和速度可能仍不足以拯救很多人。有些提案是要以更快的速度培養客製式（made-to-measure）流感疫苗，例如在廠裡生產來自最近期病毒株的流感蛋白。

然而，終極的流感疫苗是通用型流感疫苗，對此科學家已經投入二十多年的研究心血了。

理論上，我們可以利用流感病毒不會因時間或不同病毒家族而異的部分結構，讓人體對所有流感病毒產生永久免疫力。但事實上我們的免疫系統多半會略過流感病毒身上這些「固定不變」的部分，受到大型的H蛋白引誘而製造更多抗體，這即是流感病毒有H蛋白的原因。而如果我們可以對病毒身上固定不變的部分產生更強的免疫力，那麼我們的免疫系統將會攻擊遇到的任何流感病毒。

我們可以在全球大流行開始之前就開發並測試這樣的疫苗，然後讓人們接種，即使還不知道究竟哪個病毒將會盛行。我們甚至可以儲存疫苗，以便情況緊急時提供尚未接種的人使用。多種通用型候選疫苗已經通過安全測試，似乎都引發了正確的免疫反應。

然而目前只有一個由以色列 BiondVax 生物製藥公司生產、含有流感病毒九段無變化蛋白的疫苗設法取得經費，用以資助昂貴的大規模試驗看看它是否有效。該試驗尚在進行中。開發這些疫苗的公司向來不易募得足夠資金，理由都一樣：人們一生只需接種一次或幾次流感疫苗，生產這樣的疫苗對公司來說賺不了錢。可是偏偏只有大公司才有資金和統籌如此大規模試驗的能力。多年以來的笑話是：每次都說再過五年就會有通用型流感疫苗了。

全球應急準備監測委員會呼籲各國政府，在二〇二〇年九月以前訂定開發通用型流感疫苗的時間表。沒有人預測得到這個時間表會是如何，不過多年來不斷流傳著有人在低調進行研究，通用型流感疫苗似乎就快要實現了。至於我們何時才會針對新冠病毒以外的病原開始努力，則是個見仁見智的問題。

這項任務需要的只是更密集的協調研究，把幾個最佳的通用型疫苗進行大規模試驗，並且在找出最佳疫苗之後籌得經費興建生產線。新冠肺炎讓我們看到，必要時我們確實做得到。開發疫苗的新創公司沒有能力做到這些。通用型流感疫苗的生產是為了公共利益而必須的公共支出，不能交給一個根本不可能完成任務的市場。

事實上，這可能也是新冠疫情陰霾下的一線希望。自從兩千年起，比爾・蓋茲之類的大慈善家帶頭參與貧窮國家的疾病研究，在有需求但並非營利性的醫療技術領域，例如藥物和疫苗，開始出現公私部門協力。在此情況下疫苗可能會加速完成。

報章媒體一直充斥著宣稱大政府[3]已然回歸的論調，因為只有各國政府能夠挽救封城期間陷入危險的不同產業，並且提供緊急救濟給因社交距離而失去工作的人。很多問題端看各國政府決定如何處理這次疫情造成的債務，但是許多選民可能比較希望自己納稅的錢用於更好的藥物和全球大流行的準備工作，而非用於各種紓困方案。

人們可以接受政府投資公共利益，例如修路及設立學校，藉以提供讓私人企業得以茁壯成長的公共建設，至少理論上如此。市場失靈代表我們會沒有通用型流感疫苗或有效的抗病毒藥物，而且抗細菌藥物正輸給了抗藥性細菌，稍後我們會談到這一點。而如果一個政府真的想支持國內的產業，就必須設法讓國內工作者和消費者都活

3.編按：指政府徵收社會資源與主導社會發展，和過去強調政府管得愈少愈好的情形相反。

得好好的。

當然，我們應該擔心的不只是流感病毒。如果可能的話，備有一個遇上任何新興病毒（即世衛組織清單上的X疾病[4]）都能夠使用的疫苗平臺將會很有用處。有個計畫是：先有一個經過試驗的安全疫苗技術，讓我們能夠用一小塊新病毒的結構就製造出對付它的疫苗，如此一來只要進行最低限度的進一步試驗，疫苗就可以上路。這個作法過去曾有過先例。

二〇〇一年美國受到炭疽桿菌攻擊之後，當時人們怕伊波拉病毒可能被用作生物武器，在焦慮爆棚以及尋得金援之下，開發出兩個伊波拉疫苗。隨著焦慮和金援逐漸消退，伊波拉疫苗研究也慢慢消失了。此外，若沒有爆發相當的疫情就沒有辦法測試疫苗。

二〇一四年伊波拉病毒襲擊西非。值得讚揚的是，大型疫苗製造公司站出來統籌疫苗試驗。（類似的統籌試驗已用於抗病毒藥物，這些藥物當中有部分現正用於新冠病毒。）其中一個疫苗原本由加拿大公共衛生局開發，對於防止接觸者感染病毒的成效是百分之九十五至百分之百。它現在取名為Ervebo，是第一個上市的伊波拉疫苗。二〇一八年剛果的伊波拉疫情再起時，則測試了另一個疫苗。

4.編按：世衛對未來會引起流行病，但現在仍未知名稱的病原之臨時稱呼。

對於未來的全球大流行，這裡的重點是，這兩個疫苗都是以一個無害病毒為載體，攜帶伊波拉病毒蛋白，用以誘發伊波拉病毒特有的免疫反應，而此無害病毒載體就是所謂的「疫苗平臺」，會引起免疫系統的注意。帶有新冠病毒蛋白的類似疫苗正在開發中。

我們最終的希望是，準備好一個測試過的疫苗平臺，一旦遇到任何意外出現的新興病毒，就可以放入它的新蛋白，很快就會有了疫苗。流行病預防創新聯盟希望能夠開發一個像這樣安全又通用的系統，如此一來在偵測到新病原之後的四個月期間，就可以產生準備好進行人體測試的疫苗。但目前尚無法這麼做，和伊波拉疫苗使用類似平臺的新冠肺炎候選疫苗，要到二〇二〇年底才能完成試驗。不過這些試驗可能會讓通用性疫苗平臺更接近實現的那一天。

不過還有另一個困難點。我們可以隨興針對新興傳染病和全球大流行流感設計及測試多少種疫苗都行，但是要在哪裡製造這麼大量的疫苗呢？舉例來說，產業圈內人承認，以一般季節性流感疫苗的市場需求量來看，永遠不可能合理設置提供流感全球大流行時所需疫苗量的生產力，而且我們要如何對一個尚未成形的威脅準備好製造疫苗所需的東西呢？在新冠肺炎候選疫苗進行測試的階段，比爾．蓋茲出資興建七種不同疫苗的生產廠，這樣一來測試成效最佳的疫苗馬上可以大量生產，而這也代表其他疫苗生產廠必須遭到淘汰。(原注26) 問題的嚴重性可見一斑。

我們能夠在實驗室裡培養用於人體安全試驗的足夠疫苗量。假使有個已知安全的立百病毒疫苗，而我們想要把它用於已有許多人因立百病毒瀕死的孟加拉村落，看看這個疫苗是否可以救命呢？所需的疫苗量將比一個小實驗室的產量多得多。

如果我們還不知道疫苗是否有效，就無法單為此疫苗建廠。疫苗製造商往往沒有太多閒置的生產力。倘若二〇一四年伊波拉疫情需要試驗的疫苗超過製造商動用閒置生產力設法擠出的疫苗量，生產重要兒童疫苗的生產線就必須被拉出來。所幸當時不需要這麼做。

為了有更多的生產力，我們可以興建疫苗生產廠。但是世衛的專家表示，要有備用的疫苗生產廠並不容易。我們不可能為了緊急情況就建廠：生產線必須保持運作才能讓工作人員和流程都達到標準。二〇二〇年三月時，美國企業研究院呼籲設立一個開發「彈性平臺」（flexible platforms）的專屬計畫，在「幾個月內，不用幾年」就能針對新病原製造出藥物和疫苗，包括「緊急時能夠提升至全球供應量的彈性生產力」。(原注27)

我們還必須找到方法配送製造出來的藥物和疫苗，讓世界上每個地方都能公平取得，這是全球疫苗免疫聯盟這個機構針對新冠肺炎的施力重點。流行病預防創新聯盟對此也表示認同：「我們面臨的挑戰不只在於研究開發，也在於大規模生產及公平取得。」二〇二〇年四月二十四日，各國政府、世衛組織和慈善家們啟動一個「獲取新冠肺炎工具的加速器」資助計畫（Access to COVID-19 Tools Accelerator），目的即在於此。（原注28）運氣好的話，它將為未來其他的公共利益藥物和疫苗樹立典範；運氣差的話，為了尚屬實驗性的新冠疫苗，國際間爭相奪取發明權的情況將演變為疫苗及其所有權的爭奪戰。

那將是一場悲劇。公平取得不只是道德正確，也對每個人都有利。假設我們開發出一個好疫苗，世界上有些人接種了，但其他人無法接種，那麼疾病將繼續散播，只要持續有人感染，病毒就會以無可預料的方式進行演化，然後這個病毒可能很快會變成疫苗對付不了的病毒。我們所有人真的都在同一艘船上。

我應該提及另一種較投機的療法。新冠病毒像 SARS 病毒一樣，似乎是引起人體發炎失控的現象而致命。正常來說，發炎是免疫系統用來消除感染的一般性活化反應，但是它有可能失控，老年人和原來就罹患諸如糖尿病、高血壓、甚至肥胖症等病症的人，若感染新冠病毒或流感病毒會有較高的重症率及死亡率，原因就是這些狀況（包括老化）全都和慢性發炎有關，而病毒會使他們的發炎變本加厲，然後不知怎的就失控了。

發炎的機制極其複雜，所以不好對付，不過有些藥物開發商正在尋找對付過度發炎反應的方法，藉以阻止慢性病發展及傳染病的影響，甚至可能用於阻止某些老化過程。這是值得觀察的領域。

全球應急準備監測委員會也呼籲研究廣效抗病毒藥物，好比殺死極多不同種類細菌的廣效抗生素。這類藥物理論上可用來擊敗任何無預期出現的新興病毒，不過廣效抗生素帶來了一個警世的故事：由於它殺死許多種類的細菌，從而也促成廣泛出現的抗藥性。病毒也可能發展出抗藥性，我們對付流感病毒有兩類的抗病毒藥物，而病毒對這兩類藥物都已經出現了抗藥性基因，其中一種基因存在於我們已探討過的棘手的 H5N1 禽流感病毒。

所幸，抗病毒藥物「克流感®」（Tamiflu）對於多數流感病毒仍然有效，有些國家為了可能的流感全球大流行備有庫存。但是這顯示了另一種威脅。否認主義者持續對於該藥及儲備全球大流行庫存進行抗議活動，他們主張製藥廠進行的藥物試驗顯示該藥對於一般冬季流感沒什麼效果。一名批評者告訴英國國會委員會，沒有證據顯示克流感的效果好過「一杯濃烈的威士忌酒」。（原注29）

事實上，證據不少。儲備克流感是為了全球大流行，而非一般冬季流感，它主要是用來防止人們死於嚴重的病毒性肺炎，與新冠病毒導致的症狀很像。而各種藥物試驗旨在判斷它是否能影響一般流感，而非嚴重的全球大流行流感。英國諾丁漢大學的強納森・范塔姆（Jonathan Van-Tam）發現，二〇〇九年流感全球大流行之際，嚴重到需要住院的十六萬八千名流感患者當中，如果在生病後兩天內服用克流感，死亡率可能會減半，成效顯著。（原注30）我們希望也有這樣的藥物可以對付新冠病毒，然而反對這個流感藥物的活動仍然持續著，並於二〇二〇年一月在美國提告指控生產該藥的羅氏製藥公司（Roche），據稱罪名是「詐騙」美國政府花錢買儲備藥物。

抗生素的風險

每當我們論及任何人類未來健康的議題，包括全球大流行病毒的風險，似乎都可以談談一個被大家視而不見的明顯問題：抗生素，用來消滅細菌性感染的藥物。沒有人會真的預期細菌性疾病上演全球大流行，儘管我愈來愈不會輕易排除任何有關生物世界的可能性。然而，細菌演化或交流的速度沒有許多病毒那麼快，因此我們才會把網路上快速瘋傳的現象以英文字 viral[5] 來形容。

然而，抗生素在諸如新冠肺炎的全球病毒流行中很重要。二〇二〇年二月，中國的醫師呈報有百分之九十四的新冠肺炎重症住院病患接受抗生素治療，因為醫師擔心細菌會趁機在患者肺部攻城掠地，就像重度流感的情形一樣。美國和其他地方的醫師也在需要使用呼吸器的新冠肺炎病患身上注射抗生素，原因是呼吸器會提高細菌感染的風險。

流感全球大流行時肯定也會需要抗生素。一九一八年去世的數百萬人當中，有三分之一至一半的人被認為並非直接因病毒性肺炎致命，而是死於感染流感之後常出現的細菌性肺炎。歷史學者常安慰讀者說，現代世界永遠不會再發生一九一八年的慘劇，因為我們現在有抗生素。

這種輕易假設我們永遠不乏有效抗生素的想法總是讓我不寒而慄。愈來愈多的感染性細菌已經具有抗藥性，而且我們愈常使用抗生素，就會出現愈多抗藥性細菌。在病毒蔓延之際為了有效遏止細菌性併發症，大量使用及誤用抗生素都非常可能加速抗

5.譯按：viral 除了指病毒性疾病，也有如病毒般迅速傳播、迅速竄紅之意。

藥性細菌出現的過程。有些人害怕這樣的情況已然發生。

你大概聽說過抗生素抗藥性。許多抗生素來自土壤裡的微小真菌，利用它們與土壤細菌進行永無休止的戰爭。於是細菌發展出一些基因，可以合成用來阻擋或破壞真菌抗生素的蛋白質，而且細菌之間分享基因就像是老饕分享酸麵糰食譜一樣普遍。它們分享的可能還不僅於此。

一旦細菌接觸到抗生素，有些細菌很可能擁有一個抗藥性基因，甚或好幾個（這類基因會成群出現），當我們使用的抗生素愈來愈多，存活下來的細菌都是具有這些基因的細菌，能夠自力阻擋抗生素，所以它們變得愈來愈普遍。關於演化的成效，很少有比這個更清楚的示範。抗生素的藥方往往是多次服用的劑量，假以時日應該會殺死所有細菌，但即使如此還是有可能出現抗藥性。在「神藥」盤尼西林開始廣泛用於人類治療之後，僅僅三年後就出現了對它有抗藥性的細菌感染。

抗生素誤用會使抗藥性更快提高，例如一般流感病患要求使用抗生素。為了使動物生長更快而給予牛豬家禽的低劑量抗生素也具有同樣作用。畜牧業向來異口同聲否認此事，但是科學證據很清楚：正是這樣的作法讓會造成人類感染的細菌產生抗藥性。研究者表示他們追蹤的進程已經從產地到餐桌都有。歐盟已明令禁止使用抗生素生長促進劑，經證實現代動物畜養並不需要它；但是美國放棄使用的步調一直很慢，而且在畜牧業繁盛的南美洲、亞洲和非洲，亦大量使用這種藥物。

我們真的不想失去抗生素，特別是假如可以預期將有更多的全球大流行出現。很少人理解抗生素對於人類福祉的改善有多大。確實如此，我相信大多數讀者在人生的某個時間點，或可能一生中有多次，都被抗生素救回一命。你是否曾經開過刀，即使是很平常的手術，像是開膝蓋或切除盲腸嗎？那個時候你就需要抗生素阻止身體遭到細菌入侵。你或你所愛的人是否曾接受癌症治療？抗癌藥物抑制免疫力，所以更需要抗生素，否則細菌可能會致命。

你是否曾經長過膿瘡、受過傷、做過牙科手術、得過細菌性肺炎或諸如淋病之類的性病，或是罹患常見的尿道感染嗎？抗生素抗藥性影響所有這些疾病。最後提到的兩個疾病現在已經出現對所有已知抗生素都有抗藥性的個案。過去有很多母親和嬰兒因細菌感染而死，現今在無法獲得現代醫學照護的地方，他們依然會因感染喪命。過去小小的割傷便可能導致壞疽或敗血症，而現今如果你割傷的傷口裡有抗生素抗藥性的感染，情勢便會重演。

你可能會說，那就發明更好的抗生素啊。說得沒錯，不過我們之所以缺乏更好的流感疫苗或更好的冠狀病毒療法的同樣原因，也導致市場上沒有許多新的抗生素。我於二〇一九年為《新科學人》做過的調查發現，不同於數年前，研究人員和研究機構已經接下挑戰，有很多新型的抗菌新藥物正在開發中，包括很高明的新方法，像是利用會感染細菌的病毒。（原注31）

然而，產業專家警告我，無論這些藥物有多好，他們不可能籌得十億美元的資金進行藥物安全上市所需的人體試驗。抗生素如同流感疫苗，獲利都不是很好。人們服用抗生素的時間往往只有一週，但他們會長年持續購買血壓藥、關節炎藥物或威而鋼藥丸。

此外，新的抗生素不應該被廣泛銷售或強力銷售，理想作法是留著應付對於現存藥物具有抗藥性的感染，以免促進對於新藥的抗藥性。可是新藥剛上市正是製藥公司最需要大力推廣的時機，藉以回收研發成本。而且即使最佳療法是使用新的抗生素，也確實應該這麼做，醫師們往往還是會先嘗試較便宜的舊抗生素。如前述，已經有些提案透過銷售以外的機制補償製藥公司，但還沒有任何一個獲得廣泛採用。

於是許多大型製藥公司捨棄了抗生素的研發：一九八〇年有十八家開發廠商，現在只剩六家有相關計畫，而且可能沒辦法持續。幸運的是，小型新創公司正在開發新的抗生素，但在二〇一九年有多家破產。加州的 Achaogen 生物製藥公司已經花費十億美元讓一個治療抗生素抗藥性尿道感染的藥 Zemdri 上市，可是這家公司需要更多錢才能行銷這個藥物及進行更多研究。但投資者見沒多少獲利的機會便拒絕投資了。另一家公司買下這個藥，但是這家公司已經不存在，研究人員也紛紛離開，現在有開發新抗生素絕佳點子的發明者顯然更不會想去實現它。

因此我們確實有失去抗生素的風險。二〇一四年，英國一個藍絲帶委員會（blue-ribbon commission）[6]提出報告，全世界每年有七十萬人死於抗生素抗藥性感染，單在歐美就有五萬人，到了二〇五〇年，這個數字將升至每年一千萬人，超過癌症死亡人數，超過不只七倍的道路事故死亡人數。這麼多死亡人數將使全球 GDP 大砍幾兆美元。（原注32）倘若全球大流行病毒有知的話，這些數字應當會讓它感到相當自豪。

這對我們面臨病毒全球大流行的風險至關緊要。我們需要新的抗生素治療伴隨病毒疾病而來的細菌併發症，尤其大量使用的抗生素可能導致細菌對現有藥物的抗藥性大幅提升。上述二〇一四年的報告預示，隨著抗生素的效力逐漸減弱，經濟損失將導致許多重大的骨牌效應：總體而言，錢變少了代表投入研究新興傳染病療法、儲備全球大流行所需疫苗藥物以及疾病監測的經費都會變少。

6.譯按：由特別任命的一群傑出專業人士組成，通常具有一定程度獨立性，不受政治或其他權力影響。

好消息是，鼓勵抗菌新療法的方法大致與鼓勵全球大流行預防措施的方式一樣，例如定期盤點口罩和呼吸器庫存，或為潛在流行病毒準備藥物、疫苗研發及進行測試。兩者的共通點就是，儘管自由市場有其優點，只靠它無法成就這樣的行動。

這表示需要公共投資。加速對抗抗生素抗藥性之細菌生物製藥組織（Combating Antibiotic Resistant Bacteria Biopharmaceutical Accelerator）在二〇一六至二一年間投資五億美元加速開發新的抗生素，與流行病預防創新聯盟為疫苗所做的事異曲同工。該組織成員凱文．奧特森（Kevin Outterson）表示：「從新冠病毒學到的一個教訓是，我們現在就必須為明天的全球大流行做好準備。新冠肺炎療法或疫苗在二〇一八年有多少價值？零。當時市場應該完全看不到它的價值。但今日它有多少價值？高到不行。全球大流行病毒和抗藥性細菌性感染的情況也是一樣。」

然而，就像流行病預防創新聯盟的功能有限，該組織最多也只能做到讓產品進入初步試驗。問題在於，接下來需要花大錢推上一把才能上市。新冠肺炎藥物和疫苗的需求明顯，所以找得到資金，對於抗生素的需求也很清楚，但即使如此，進行大規模臨床試驗的新抗生素仍不多。我們可能需要多發揮點創意。

範例之一是美國的「生物盾計畫」（Project Bioshield），它成立於二〇〇四年炭疽桿菌攻擊之後，旨在針對可能做成生物武器的致病微生物，協助開發對抗的疫苗及療法。它的設立目標並非為了提供初步研究開發，而是讓擁有具前景性產品的公司支撐到通過「死亡之谷」（valley of death，進行安全性及有效性試驗的漫長等待期），直到能夠銷售為止。

另一個機構是生物醫學高階研究和發展管理局（Biomedical Advanced Research and Development Authority），於二〇〇六年接手生物盾計畫，將負責內容擴及全球大流行，並且在抗生素上投資十億美元。可惜的是，其中包括給 Achaogen 公司的一億兩千四百萬美元，仍無法阻止該公司破產。不過這正顯示我們需要持續的行動。傳染病學專家阿梅西．艾達佳的觀察是，生物盾計畫花費的幾十億美元遠不及新冠肺炎將造成的損失，事前準備總是比事後彌補來得省錢省力。

你可以想像國際間為了全球大流行的威脅設立一些像這樣的機制，有足夠經費供藥物及疫苗通過試驗，有政府保證採購開發成果，而各國一起做將帶來規模經濟，畢竟全球大流行和抗藥性細菌就是會跑遍全世界。至少值得一試。如果我們為全球大流行準備的任何宏大計畫裡沒有包含抗生素，注定是失敗一場。

在新冠疫情塵埃落定之前，對於做什麼有用、做什麼沒用，以及這個或那個解決方案太晚出現或遭到忽略，將有很多爭議。如果可能的話，我們應該轉向建設性用途，找出下次會真正管用的計畫。而我們已學到了幾件事。

若要使用追蹤接觸者和執行封城政策的高科技方法及手機 app，我們必須有更好的規範。尤其接觸者追蹤既困難又昂貴，但是我們知道這件事很重要，利用現在正在開發中的 app 將大大提升效率。一定有方法可以運用這些科技但又不會侵犯人們隱私，或造成一些國家落入集權政府或更糟的情況。我們需要具有力量的監督機制。

人們也確實注意到醫療裝備的缺乏，希望各國將會儲備這場全球大流行裡我們迫切需要的東西：呼吸器、醫護人員使用的防護裝備及民眾需要的口罩。經驗是個好老師：二〇〇三年，加拿大多倫多市曾爆發嚴重的 SARS 災情，這次的新冠疫情便用上了他們當時儲備的呼吸器——我很好奇過去他們必須多常面對批評者說，既然已經沒有 SARS，花這錢根本沒必要。二〇〇六年加州州長阿諾・史瓦辛格（Arnold Schwarzenegger）為全球大流行儲備了類似裝備，二〇一一年在另一個州長執政下，預

算吃緊就把它刪了，結果現在加州的呼吸器嚴重短缺。（原注33）

充足的檢測試劑也一直是個重要卻難以預期的問題。有個想法是與試劑製造商在全球大流行發生前就簽訂合約，緊急時即啟動合約。南韓在這次新冠肺炎爆發初期就迅速與檢測試劑的廠商簽立協議，讓這些公司開發檢測試劑並且在幾天之內就大量生產，而且他們可以在檢測的同時也進行確效試驗（validation trial）。這也使得南韓政府因能夠迅速圍堵病毒而聲名遠播。其他國家可加以效法，與檢測試劑廠商及其他全球大流行緊急物資供應商事先安排這樣的協議。

在此同時，個人不應該被迫在散播病毒和賺錢養家之間二選一。甚至在這場全球大流行之前，一項研究發現，帶薪病假讓員工不用「減效出席」（presenteeism）抱病上班，最終反而會幫公司省錢。在這次新冠疫情中，這麼做可謂拯救人命。聯合國國際勞工組織表示，即便是「零工經濟」（gig economy），保證上班族有帶薪病假的權利是可能的，也將有助提升對於傳染病的恢復力。（原注34）

當然，備用倉儲、全球監測、流感疫苗、帶薪病假這些點子全要花錢。但是我們可以就更多資料來分析。全球應急準備監測委員會匯集了一些令人警惕的數字。茲卡病毒讓美洲國家花費兩百多億美元，包括疫情結束後留下許多身障兒童的照護費用。

二〇一四年非洲伊波拉傳染病花掉全世界五百三十億美元，（原注35）直接受到伊波拉疫情影響的三個國家有很多財務損失來自失能的醫療服務，諸如接種、接生、瘧疾治療，原因是醫療服務被迫中斷。這樣的情況在新冠之疫也發生了。巴基斯坦暫停重要的小兒麻痺接種，英國因中斷醫療服務而且人們避免上醫院，二〇二〇的癌症死亡率預期將上升百分之二十。（原注36）英國倫敦帝國學院的流行病學家五月時計算，由於新冠肺炎消耗醫療服務，中低所得國家往後五年間因愛滋病、肺結核和瘧疾死亡的人數將分別提升百分之十、二十和三十六。（原注37）

SARS花掉全世界四百億美元。二〇〇九年流感全球大流行花掉五百五十億美元。據估如果一九一八年流感全球大流行再次出現，它將耗費三兆美元，幾近全球GDP的百分之五，引發世界性經濟大蕭條。（原注38）現在有些經濟學家預測，為防止新冠疫情所需的封城鎖國措施可能帶來全面性的不景氣。（原注39）對於新冠肺炎，一個無可爭辯的結果是，花在預防和準備的支出，相較於真正損失的金錢只是滄海一粟。

全球疫苗免疫聯盟的塞斯．貝克利博士在長年推展國際工作之後，對於局勢看得很透澈。三年前我為《新科學人》撰寫有關全球大流行準備措施的文章，我請教他怎麼做才能使各國對這個問題認真以待。（原注40）

塞斯是美國人，他提到美國握有三種核武：空射飛彈、陸射飛彈及潛射飛彈。如此一來，如果其中兩種失效了，還有一個可用來阻止敵方。他表示：「這種情形發生的機率極小，但是我們每年花費幾百億美元維持它的運作。」他的重點是，如果為了確保能夠反擊一個不太可能發生的核武攻擊，而值得每年投資四百九十億美元在上頭，（原注41）對於一個愈來愈可能發生的全球大流行，我們當然也可以投資改善因應之道。然而，二〇二〇年，全世界投注於世衛組織的金額只有二十四億美元，（原注42）是美國每年核武支出的百分之五。

他也提到某件事，而我直到新冠疫情發生後才真正理解。他告訴我：「真正的問題是要體認到什麼處於危急關頭。如果人們了解它的風險，就會想要確保對付它的系統全都到位。相較於忽視的代價，這麼做的支出微不足道。」

現在我們所有人都明白這一點了。唯一的問題是，在新冠疫情之後，我們會不會再度忘記，或者我們是否終於能夠攜手採取行動。

第七章

我們究竟會失去什麼？

結果最重要的工作不是銀行家、經紀人或避險基金管理人，而是醫師、護士、醫院傳送員、急診行政人員、清潔員、教師、照顧員、超市上架員……誰想得到？（原注1）

——二〇二〇年新冠肺炎T恤上的文字

幾年前我開始檢視，倘若一場像一三四七年的大瘟疫那樣的災難襲擊今日世界，將會造成什麼後果。發生在中古世紀的那場疫病被後來的學者稱為「黑死病」（Black Death），它使當時歐洲超過三分之一以上的人口喪命，並且傳入亞洲。在我寫到高致死率病原有可能引爆全球大流行時，心想真若如此不知會怎樣？

首先表明，我無意說新冠疫情真的會變得那麼可怕。真要說起來，我們對它了解得愈多，態勢往往就會緩和下來。當然，並非人人如此幸運。不過還有比新冠病毒嚴重許多的病毒，如同我們接下來會討論到的，而且想必它們蔓延全球之際可是不會手下留情的。

無論如何，若問說黑死病再一次襲擊會如何，情況顯然很像我們在新冠疫情期間經歷的遭遇，即使新冠病毒的致命性沒那麼高。如同許多看來棘手的問題一樣，癥結點在於複雜性。（原注2）

歐洲文明並未因為一三四七年人口大量死亡而崩垮，雖然接下來的三百至四百年間，黑死病仍然持續傳播著，也有較小規模的疫情爆發。一些歷史學者甚至認為，它造成的勞力短缺動搖了僵化的封建系統，隨之而起的改變帶來了近代文明。關鍵在於被疫情襲擊的農業社會很單純，在這樣的系統裡，十之八九的人是自耕農，生產的作物剛好足夠餵飽自己，還有微薄的剩餘則用來供養一些貴族、神職人員以及回饋地方。疫病奪走農民的性命，等於帶走了生產者和消費者，因此相互抵消之下對社會的淨衝擊有限。而仰賴農民的非食物生產者染病死亡的比例差不多，甚至連國王也可以被取代。

然而，《複雜社會的崩塌》（*The Collapse of Complex Societies*）一書作者約瑟夫・坦特（Joseph Tainter）告訴我，西元前一百七十年羅馬帝國遭遇一個幾乎同樣致命的瘟疫襲擊，他認為羅馬文明就是因此栽入滅亡的漩渦。兩者的差別在於羅馬帝國有龐大的城市人口（直到現代才出現可堪比擬的數量），以及支持這些人口的穀物運輸網、稅收和軍隊。喪失三分之一的人口代表穀物生產和稅收下跌，軍隊過著苦日子，原本可輕易擊退的入侵者攻城掠地，使得穀物收成和稅收進一步下跌，依此類推。最後，羅馬文明所在的許多城市都消失了，國力衰敗導致帝國隕落。（原注3）

主要差異就是複雜性。定義很簡單，在一個複雜的系統裡，許多組成要件互動密切且互相影響，改變其一就會讓其二跟著變，然後其三也會產生改變，還稍微逆轉了第一個改變，但也影響了其四，而這又取決其五的反應。關於複雜系統，首先我們要理解，它的表現非常不同於線性的機械系統；在後者，若你把某樣東西放進這一端，

可以預測另一端會跑出什麼東西。(原注4)

複雜互動成為無法預期的影響

在複雜系統裡，如果你改變了某個部分，得到的反應可能出乎預期且不成比例，原因在於你不知道在某個特定時刻，每個組成部分處於什麼狀態，或者它們各自對彼此有何影響。著名的蝴蝶效應（butterfly effect）是指一隻蝴蝶在巴西拍動雙翅，結果可能會導致美國德州發生龍捲風，由此顯示模擬氣象變化必須趁早，而氣象就是一種複雜系統，起始情況的些微差異就可能造成天南地北的後果。(原注5) 這就是所謂的「非線性效應」（nonlinear effects），所有複雜系統都會發生這種效應。某個大改變也可能影響不大，直至達到某個程度。

這一點很重要，因為複雜系統其實具有一些更為普遍的性質。複雜性僅能以能量維持。根據大自然最基本的熱力學定律（Thermodynamics），從嚴格的科學說法來看，天下沒有白吃的午餐／沒有不耗費能量的事。要使一個系統維持比隨機的原子分布更為複雜的狀態，以個人為例，就需要耗費能量。以你而言，獲取能量的形式是透過食物，你把三明治序列結構裡的能量和材料進行消化處理，用來建造及維持自己的序列結構。不過系統中會因為摩擦而損失一些能量。為了生產三明治的材料還需要其他的做工。沒有免費的午餐。

此外，複雜系統在面臨它已經演化出應對能力、處於正常變異範圍的情況時，往往能夠維持穩定狀態，這種特性稱為「復原力」（resilience）：當系統被擾亂，複雜的調整適應過程將使系統維持平穩。這並不是什麼神奇魔法。複雜系統透過試誤並經過長時間演化，通常會自組裝（self-assemble），而非由外部設計，一個例子就是每日能夠供應大城市裡驚人種類的食物的超級複雜網路。這類系統演化出的復原力與任何演化的道理相同：因為它有能力這麼做，而且這麼做是有用的。

然而，如果你把這樣的系統推向演化適應的情況之外，復原力可能就會消失。一個小改變就會翻轉穩定的狀態——也就是所謂的臨界點，壓垮駱駝的最後一根稻草。好比說一些會產生致命性肉毒桿菌毒素（botulinum toxin）的微小細菌藏在你剛吃下的三明治裡，有可能會要了你的命。病毒也一樣。

約瑟夫·坦特表示，社會是一個持續變得愈來愈複雜的系統，因為無論我們做什麼，都會遇到必須解決的問題。為了有穩定的食物供給所以我們開始種植穀物，但是有時會下雨，於是我們挖掘灌溉溝渠，溝渠被淤泥堵塞了，我們就找到疏通方法，如果再堵塞，我們就有了常設性的疏浚人員，而這些人不種田，所以我們給他們別人種植的食糧。出現了爭議，我們就發明方法記錄誰給了什麼、誰拿了什麼，然後出現了維持秩序的人，他們也必須由別人提供食糧。如此類推就看得出來後續的發展走向。

人類歷史是漫長的一連串事件，從中我們學習如何控制愈來愈多的能量，以維持日益複雜的有序系統，其間穿插著週期性隕落的文明——例如羅馬人及馬雅人，他們的文明複雜到超乎當時的能量及技術所能維持，面對改變就會難以為繼。此時，各種壓力把過度消耗的社會系統推入快速沉淪的漩渦，造成人口和社會結構的重大損失，穩定的複雜系統迅速以非線性方式變成複雜性較低的系統。不過在每次退步之後，人類總是會創新重建，變得比之前更強大一點，也變得更加複雜。

這個過程對於我們應該如何理解全球大流行很重要。我們生活在史上最複雜的文明裡，也是第一個橫跨全球的文明。許多人相信這樣的條件讓我們具備了承受衝擊的復原力。但是複雜理論學家（complexity theorist）認為系統愈複雜，構成要件之間的關係就愈緊密，溝通及傳輸也愈快速密集，各組件的相互依賴性更高，於是整體而言系統變得更不易改變，復原力也更差，更有可能崩塌。

此外，無論自然生態或人類社會，複雜系統裡若有了更專門化的組件和更少多餘的連結，由於節省了金錢或能量，往往會變得更有效率。加拿大籍的複雜系統專家暨《走下坡的光明面》（*The Upside of Down*）作者湯瑪斯．荷馬．迪克森（Thomas Homer-Dixon）特別提到，成熟林裡可能有一種修復土壤氮含量的細菌，而在發展早期則有十多種。

同樣的，過去生產保護性醫療裝備和常見緊急藥物有效成分的地方分布廣泛。邁克．奧斯特霍姆（Michael Osterholm）是研究全球大流行可能衝擊的流行病學家。他告訴我，由於全球性產業利用低廉的勞工成本及規模經濟，現在這些至關重要的必需品幾乎全部都由中國的一些工廠製造。這麼做有其效率。醫院也仰賴定期且即時送達的裝備，由於庫存要花錢，這麼做也是有效率的。在這次新冠疫情初期，中國多數地區受到影響，人們曾經害怕這些必需品無法遞送，原因可能是中國比平常需要更大量的裝備供應，或者因為員工被隔離而使工廠或貨運停擺。倘若當時情況變得更糟或停工時間更久，很有可能就沒有東西可用，也沒有任何替代的供應來源。這個系統裡兩個組件的效率配對連結，卻可能導致系統瓦解。

迪克森表示，複雜性提高會讓社會變得更有復原力，但只到某個程度。村落之間的連結可能代表一村被攻擊時另一村會來幫忙，不過隨著村落變得更緊密相扣，當一村受到攻擊時，兩村都可能受害。連結鬆散的網路吸收衝擊；連結緊密的網路則會傳遞衝擊。

這次新冠全球大流行時就出現這種現象。各國進入封城鎖國，人們停止購物、旅行及生產，透過緊密連結的全球經濟，這種傳遞衝擊的效應飆升。金錢、材料、人力、能源及組件的全球供應鏈受到動搖而中斷。航空公司陷入困境，因為他們沒有面臨斷炊的機制，即使問題只是旅客暫時不上門。由於殺蟲劑和防瘧疾蚊帳的遞送幾近停止，非洲瘧疾疫情加劇。發展中國家的小型企業賴以營生的小額貸款被拖欠，因為收款業者也被疫情封鎖，從而導致各種不良的經濟後果。

世界糧食計畫署（World Food Programme）警告，面臨饑荒的人數在二〇二〇年四月將有加倍的風險，即使可取得的糧食總量是一樣的。從嘟嘟車司機到清潔人員到小吃攤販，封城意味著貧困人家不再能夠賺錢購買食物，而且時值全球運輸受限，運送捐贈物資也不易。（原注6）

在中國爆發的疫情迅速造成全球大流行，這個事實證明了全球系統緊密相扣。對人類病毒來說，它的載體是人類和飛機。科學家利用電腦模擬和全球航空旅客資料庫追蹤這場全球大流行。美國東北大學生物統計學家亞歷山德羅・維斯皮納尼（Alessandro Vespigni）曾計算，境外移入新冠肺炎個案風險最高的國家是亞洲區國家，接下來是北美和歐洲；新冠病毒正是這樣傳播的。巴黎索邦大學的維多利亞・科里查（Vittoria Colizza）統計，最有可能境外移入個案的非洲國家是埃及，接下來是阿爾及利亞；這些國家也確實出現了非洲最早的個案。（原注7）

世界是複雜系統這個事實，有助解釋這場全球大流行是如何發生的。首先，它代表我們的系統有個管理上的問題。人們往往以簡單的線性方式看待事物。這不是批評。在複雜的社會系統裡，除了一些簡單直接的互動，我們通常無法控制任何事情，因此面臨問題時，我們的解決方法有限。我們永遠無法預期複雜系統的其他部分將會如何作用。

中國醫療當局表示，我們曾經僥倖逃過SARS一劫，現在也還有禽流感，若醫師能警示任何不明肺炎，我們將能更快發現各種群聚感染的現象。科學家表示，問題在於動物病毒感染人類，應該對很多動物採樣檢測，看看牠們帶有什麼病毒。應變策畫者說，如果出現流感全球大流行，我們將需要呼吸器和口罩，所以必須備有庫存。這些都是很棒的點子，有人做了或設法去做都是好事。

然而，複雜的連結成為難以預期的影響。二〇一九年十二月，當不明肺炎顯然並非禽流感時，由於某種原因武漢醫師被告知不能使用警示通報系統。科學家在蝙蝠身上發現一個很像新冠病毒的病毒，也警告過它可能造成全球大流行，卻未促使相關機構繼續資助冠狀病毒疫苗的研究經費。二〇〇八年股市崩盤本身就是全球金融系統複雜且緊密整合下的典型產物，引發各國政府刪減原來已緊縮的公衛預算。二〇〇九年流感全球大流行沒有釀成大災難，結果除了少數例外，各醫院都沒有如二〇〇六年所預想的那樣儲備必須的庫存量。

自從兩千年初出現禽流感的警訊之後，西方國家一直討論著全球大流行疾病的預防工作，特別在美國，它是眾所期盼應該對這類情形有最好準備的國家。但是當新冠疫情襲擊美國時，因應計畫大多遭到摒棄，無預期的難題也在各地出現：醫護人員沒有足夠防護裝備因而生病或需要被隔離。保險規定意味著人們根本負擔不起檢測費用，而且反正有幾週時間人們也無法進行檢測，因為位在亞特蘭大市（Atlanta）的美國疾控中心有個檢測方法出了問題。沒有帶薪假的員工照常上班，只能祈禱自己只是得了流感。這個病毒擴散的時間和速度比監測系統能夠偵測到的更早也更快，部分原因就是多年來不斷遭到削減的公衛預算。

其實全球大流行的應變策畫者曾經對上述許多問題提出警訊，但是沒有人能夠讓這個系統做出足夠的改變從而使問題不會發生。況且經過長年耳提面命後，眼看實際並未出現嚴重的疫病，於是各國領導人對此不再關心。若只是在出現問題的區域提供小型的解決方案，絕對無法讓一個複雜系統準備好因應諸如全球大流行等事件；對任何可能的風險喪失注意力，同樣也無法好好未雨綢繆。

那麼還有希望嗎？事實上是有的。下一章將探討可能的解決方案，不過現在我們來看看風險到底有多高。明白情況可能有多慘，我們才能真正知道解決方案有多迫切——最好在某個更可怕的病原造成全球大流行之前就先下手為強。

全球大流行可能會變得多可怕？

首先，一個會造成全球大流行的病原，究竟可以害人到什麼地步？

這個問題沒有看起來那麼簡單。一般以為，當一個病毒學會人傳人之後，它的致命性就會降低。許多人相信致命性和傳染力之間是一種平衡關係，此強則彼弱。

我們都知道，為了存活，病原體必須在宿主死亡前或免疫系統消滅它之前，就跳到另一個宿主身上，所以它不會馬上就殺死宿主，因為它需要宿主幫它傳宗接代；如果是呼吸性病毒，便是利用宿主咳嗽和打噴嚏來傳播。結果是，在演化適應人類宿主時，致病性低的病原**可能**會勝過致病性強的病原。不過這個說法已經被概括成一個更廣為人知的主張：新病原一開始都比較致命，因為它們還不太了解我們，但是如果它們能存活下來且廣為傳播，**一定**會演化得較為溫和，這樣我們才能活著繼續散布它們。

這是一個廣為接受的想法。二〇〇五年，時值全球大流行應變準備極受重視之際，在一個地位非常高的英國智庫以此為主題的會議中，我與一位「英國內閣緊急應變小組」（Cabinet Office Briefing Room A）的前成員談論到 H5N1 禽流感；這個小組是英國政府遇到緊急情況時召集的最高諮詢委員會。我問對方，如果 H5N1 蔓延全球，在已知它會造成六成感染者喪命的情況下，我們要如何做好因應準備？他直視我的雙眼，態度認真地說：「不用擔心，如果它釀成全球大流行，死亡率將會下降。這些疾病永遠會變得愈來愈輕微。」什麼，就這樣而已？

二〇一八年英國流感全球大流行因應計畫顯示，上述這個假設有多麼根深柢固。該計畫的設計是根據致死率百分之二點五的流感（如同一九一八年西班牙流感的致死率）（原注8），以此作為「合理的最糟情況」。他們承認 H5N1 禽流感的死亡率達六成，但是只表示如果 H5N1 病毒變得能夠人傳人，致死率就會大幅下降。他們認為雖然「不能排除」致死率超過百分之二點五的可能性，但 H5N1 全球大流行的致死率「預期應該」大約是百分之二點五。此外，他們告訴地方當局以百分之一的死亡率訂定計畫，因為不可能有更致命的病毒攻擊那麼多人。（原注9）

近年來的歷史紀錄不太支持這種動物疾病演化適應人類並傳播後致病力會降低的說法。想想愛滋病毒，它在感染者出現病徵之前就具有傳染力，所以如果感染者過了幾年因為缺乏治療藥物而必死無疑，對於病毒的存續來說並不成問題。如我們所見，愛滋病毒在二十世紀初襲擊人類，後來又蔓延全球，整個期間裡它的致病力並沒有降低的跡象。

或者看看禽流感病毒。它在水鴨腸道裡是個無害的病毒，因為它必須讓宿主能夠四處游水，然後透過排泄物把它拉出來，才能傳到另一隻宿主身上。可是一旦到了養雞場，它常常就突變成具高度傳染性的致命病毒，因為那裡不愁沒有雞隻，而且只要一個簡單突變，它就變成「高病原性」病毒，能夠爆炸性地複製繁衍，搶在其他病毒之前就進入下一隻雞隻。讓雞隻死亡對這個病毒來說無關緊要。事實上，至少短期來說，這種突變對禽流感病毒是有利的，當任何鴨流感病毒（不只是 H5N1 病毒）出現在養雞場裡，經常會發生這種突變。以此例而言，至少在雞隻身上，變得更致命對這個病毒來說是有用的。

如我們在第五章所見，最令人擔憂的是有些突變使得 H5N1 病毒能夠在不同哺乳動物之間傳染，而且似乎不減其致命性。在傳染力和致病力（致病嚴重程度）之間似乎沒有所謂的此強彼弱。這實在令人害怕，因為另一個具有三成死亡率的禽流感病毒 H7N9，已經有五個所需突變中的三個，偶爾會在人類之間傳播，而且具有「高病原性」突變的病毒能夠在雪貂身上傳播並殺死牠們，就算只是吸入病毒。這裡顯然也沒有所謂此強彼弱的平衡。

此時此刻，這種現象並未發生於新冠病毒。英國的科學媒體中心（Science Media Centre）是將科學家們的評論傳送給記者的新聞平臺。二〇二〇年四月，英國雷丁大學（University of Reading）的病毒學家伊恩．瓊斯（Ian Jones）在該平臺上發表觀察，表示新冠病毒沒有遭遇任何特定的演化壓力。他說：「在我們付出的代價之下，這個病毒在人類族群裡殖民得相當成功，我看不出任何使它在近期內變得更致命的動力。」（原注10）

另一方面，這些病毒持續發生隨機突變，如果其中一個突變使某個病毒的人類傳染力變得更好，它可能會在病毒族群裡變得更多，或者以演化的說法，它是被擇汰了，因為能夠散播對病毒最為有利。在我撰寫本書之際，新冠病毒正累積著突變，在它感染四百萬人之後這並不令人意外。不過我們尚且不知是否有任何突變正實際改變新冠病毒的行為。（原注11）

如果真的發生了，而且突變也影響致病力，那麼由此而生的病毒可能變得更致命或更不致命，視哪種對它最有利。讓我們來打破迷思：病原體的演化並不必然表示它會變得愈來愈弱，或者致病嚴重性和傳染力之間永遠存在此消彼長的關係。令人憂心的是，有些參與全球大流行因應計畫的人並非病原演化專家，卻深信這樣的迷思。要記得，新冠病毒和人類的華爾滋才剛開始。

此外，問題不只是病毒本身的表現，有些疫苗會提升它的致病力。賓州州立大學的安德魯．瑞德（Andrew Read）對幾種疾病進行過研究，包括馬立克病（Marek's disease，一種養雞場常見的雞瘟），看看疫苗如何影響病毒的演化。他發現如果疫苗能使病毒宿主不發病，但病毒還是存活並散播著，如同中國 H5N1 家禽疫苗的作用，可能會篩選出致病力更強的病毒。

事實上，病毒致命性太強的話將無法散播：致命性只能到某個程度，如果過頭了會太快殺死所有宿主，最後連自己也死光光。偶爾可能出現這樣的病毒，但是它活不了多久。

然而「漏洞」（Leaky）疫苗會引發宿主的免疫反應，使病毒維持於低量，所以感染者不會死，但是病毒也不會全部被消滅。這樣的情況可能會使病毒變得特別致命，因為它們不用擔心宿主喪命的問題，而且致命性增強後的一些變化，例如能更快複製或更快入侵宿主細胞，可能有助病毒存在於接種過疫苗的宿主體內，讓它即使在宿主免疫反應下也能夠繼續存活，散播得更好一點。而假如這個病毒進入未接種疫苗的宿主體內，會比平常更為致命。接種馬立克疫苗的雞隻就發生這種情況。（原注12）

如果新冠疫苗有「漏洞」，那就很令人憂心了。「漏洞疫苗當然有可能會讓新冠病毒變得更致命，」瑞德告訴我，「我也看到事態發展的不同走向。」這完全取決於什麼對病毒有利。如果我們開發出有漏洞的新冠疫苗，造成一些病毒株變得更致命，結果會很麻煩。我們不可能讓每個人都接種疫苗，就算消滅天花的疫苗也不是人人都有接種。倘若具致命突變的新冠病毒在接種族群裡悄悄傳播，然後傳到了未接種的人身上，情況可能很慘。

開發新冠疫苗時，必須把這一點謹記在心。這個病毒可能會在各地持續傳播，直到我們有了疫苗並且廣泛接種。這代表各國必須持續進行檢測、打斷傳播鏈以圍堵病毒擴散，否則將爆發更多大規模疫情，從而我們得繼續實施保持社交距離的策略。兩者的代價都很高，所以無論開發出什麼看來有效的疫苗，都面臨廣泛接種的壓力。

病毒演化適應人類的後果

現在，想像我們找到了這樣的疫苗，然後有人說：「你不能使用這個疫苗，它可能導致演化出更致命的新冠病毒株。」這些話應該很難有人買帳。

於此同時，適應人類宿主似乎導致伊波拉病毒的致命性提高了。二〇一四年西非爆發了截至當時為止規模最大的疫情，近兩萬九千例已知個案，紀錄上的死亡人數是一萬一千三百一十人。雖然詳細分析顯示數據並不完整，實際死亡率接近七成，比較像是伊波拉病毒的典型表現；這個數據來自一九九五年剛果基奎特市（Kikwit）的三百一十五個個案，如同二〇一四年的疫情，它也發生於城區。在過去，伊波拉病毒其實相當不易發現，爆發的疫情一直不多。

二〇一四年，這個病毒一如既往，起初從幾內亞緩慢移往獅子山共和國，然後變化出現：病毒用來抓附人類細胞的結構產生突變，此後病毒蔓延的速度飛快，再次侵襲幾內亞，迅速橫越獅子山共和國和賴比瑞亞，差點就在奈及利亞失控，還好被一個為「小兒麻痺症根除計畫」（polio eradication program）設立的疾病監測系統擋了下來。在伊波拉病毒獲得該突變基因之後，隨後出現的病毒都具有這個基因。英國諾丁漢大學的病毒學家喬納森・博爾（Jonathan Ball）檢測過這個病毒，他表示幾乎可以確定就是這個適應性突變使它在人類身上傳播得更好，而且致命性不減。

美國麻薩諸塞大學的病毒學家傑里米・魯班（Jeremy Luban）進行過類似試驗，他同意這個突變顯示了適應人類宿主的各種徵兆：病毒在發生前所未見的人傳人之後出現突變，使病毒與人類細胞結合得更好，接著後續疫情裡的多數病毒都帶有這個突變。(原注13) 安德魯・瑞德觀察到，病毒透過嚴重個案及過世不久的屍體的體液傳播，致命性更強的病毒有更高的傳播機會，所以對病毒來說高致病力是個優點，從而增加演化優勢。(原注14)

這個突變基因似乎隨著二〇一四年伊波拉疫情被撲滅而消失，但是如果再一次爆發的疫情有數量相近的個案，它就可能再度出現。重要的事實是，伊波拉病毒顯然已適應人類宿主，而且變得更毒，而非更溫和。

主張病原傳染力開始變強時致病力就會下降的說法，怎麼會變得如此普遍呢？瑞德表示，是從兔黏液瘤病（myxomatosis）開始的。這個病毒在原生的南美洲兔科動物身上引發輕症，卻造成歐洲兔生病致命。一九五〇年為了控制成為澳洲有害入侵物種的歐洲兔，人們把這個病毒釋入澳洲的墨累河谷（Murray Valley）；為了減少兔子數量，同樣的事也在一九五二年的法國及一九五三年的英國重演。

你聽到的故事是，由於原來的病毒株太快殺死太多兔子，附近再也找不到宿主進行散播，而致死率較低的病毒則欣欣向榮，於是病毒快速演化成病原性較低。後來每當人們說到病毒學會在人類身上散播之後將會變得較溫和，便會引述這個故事。

二〇一五年，瑞德和同儕重新檢視這個研究。他們發現，在病毒首次釋出後幾個月內，效力在澳洲東南部各地爆發，死亡數目實在令人驚異：在農作物種植地區殺死超過百分之九十五的兔子；歐洲的情形大致相同。英國童話經典《瓦特希普高原》（*Watership Down*）是關於一群兔子的故事，書中稱這個病為「白盲症」（the white blindness）。

一兩年後，澳洲病毒學家開始在存活下來的兔子身上發現致病力較弱的病毒，但就任何標準來看它們都不算溫和，普遍可以殺死七至九成的實驗室兔子。它和野生株病毒屬同一種。不過它們殺死宿主的時間要比原來的病毒株久，所以確實有更多散播的機會。研究人員也發現有些病毒殺死的兔子不到一半，但由於兔子的免疫系統經常會先殺死它們，所以它們並沒有傳播得很好，從而也少見。歐洲的情形大致相同。

這種「全數喪命」的現象給野兔帶來極大的「擇汰壓力」，基本上殘存下來的兔子是因為牠們擁有可對抗該病毒的基因。在病毒持續存在的情況下，擁有這些基因是個優勢，於是擁有這種基因的兔子很快成為多數並迅速繁衍，補充了族群數量，而且新成員都有黏液瘤病抵抗力。七年後，病毒致死的野兔數量只有四分之一，但是對於未歷經抗病擇汰壓力的實驗室兔子來說，病毒和從前一樣致命。(原注15)

所以病毒致死的速度確實變慢了，但並非變得溫和。整體來說，這個疾病變得較不致命的原因，是少數存活下來的兔子繁衍出具抵抗力的族群。

二〇一七年，瑞德和同儕發現病毒正在反擊：現在它迴避兔子抵抗力的方式是直接攻擊其免疫系統，而且變得更容易傳播感染。再一次，它在演化適應宿主之後變得更致命。

科學家不會說是黏液瘤病毒的致病力變弱才得以傳播，這種說法彷彿是病毒會先探過情勢後才決定怎麼做最好。這是病毒和宿主之間的武裝競賽。黏液瘤病毒的致命性確實稍微變弱了，但這是在它幾乎殺光所有兔子之後，在此之前它沒有任何理由需要變弱，而且即使如此，它依然相當致命。這個疾病整體而言看起來較為輕症，是因為活下來的兔子具有抵抗力。然後病毒會再度變得更致命。

不過我不認為那位英國內閣緊急應變小組前成員是這樣想的。我真心希望全球大流行因應計畫的籌畫者在獲得各種資訊之際，對於病毒演化適應人類後的真正後果做出審慎思考。我也希望新冠疫苗不是漏洞疫苗。

假如一個致命性更高的病毒侵襲我們，情況可能有多糟呢？我們已經知道全球化且相互依賴的世界有多麼脆弱。對於一個依賴其他地區運送即時生產的貨物及服務的城市來說，全球大流行傳染病對經貿帶來的骨牌效應可能會使它嚴重崩壞。我們正從新冠疫情中學到這個教訓。

然而，人口消失（非指封城而暫時消失，而是永遠消失）的衝擊會是什麼？當然隨時隨地都有人死去，但是任何原因都不及高致命性病原所能導致的人口消失規模來得大，而且我們已經明白，有可能會出現一個致死率比新冠病毒更高的病毒。除了悲劇和傷痛，人口大量死去對於複雜脆弱的世界會造成什麼影響？

結果未必是不言而喻的。人類的很多問題源自我們如何因應規模空前的人口數量，包括導致我們遭遇新病原的貧窮壓力及經濟競爭。一位朋友有次聽我喋喋不休談論禽流感和全球大流行的威脅時說道：「我不希望自己聽起來冷酷無情，但是，呃，如果人口變少，就某些方面來說不是比較好嗎？」於是我開始思考這個問題。

全球化的工業社會是一種有效率的垂直結構，幾乎每個人都依賴著其他許多人類子系統（subsystem）的支持，也就是所謂「關鍵基礎設施」：住屋和暖氣、糧食生產和分配、供水及汙水處理、公共衛生、交通系統、安全服務、電信、金融、提供必需品及服務的商家，以及電力。在某種程度上，所有子系統相互依賴，基本上這些複雜的依存關係使我們成為一個大型的疊疊樂，從系統裡的任何地方拉扯幾塊木條，其他木條就會跟著倒下。

美國新英格蘭複雜系統研究所（New England Complex Systems Institute）所長揚尼·巴揚（Yaneer Bar-Yam）表示，許多最重要的構成部分是人，但這一點並非那麼明顯可見。他提到複雜系統的研究顯示，系統的複雜程度愈高，就有愈多個人至關緊要。如果更致命的全球大流行帶走更多負責重要系統的重要成員，衝擊可能就會無處不在。

有些產業是系統各部分所仰賴的樞紐，如同生態系統裡的蝙蝠。而這些產業相當依賴他們的工作者。兩千年時，英國貨車司機罷工讓煉油廠有十天時間無法輸送任何汽油，大眾運輸因此失靈，商店貨架被清空，醫院只能提供最低限度的醫療服務，危險廢棄物堆積，遺體無法入土為安，最終英國政府被迫介入。一項後來的研究預測，假使不只油料運送，所有公路貨運都停擺，只要一週時間就會瓦解英國經濟。（原注16）

今日我們所有人更加依賴即時運送。如果貨車司機因為封城、生病、過世或照顧患病家人而停駛，城市很快就會食物短缺，車輛沒有燃油可用，倉庫裡的食物也會腐敗。在未來，如果送貨更加依賴自動化系統，貨運可能就不會那麼容易受到影響。但是原則不變，如果特定樞紐產業因為人的消失而癱瘓將影響深遠。還有其他依賴人的樞紐產業，好比醫護人員、負責供電或必要製造業的工程師、全球供應鏈的經理人，全都是無法輕易被取代的。

就連重要工作者短期缺席也可能導致愈滾愈大的問題。新冠肺炎封城期間，隨著陸空交通大減，油料需求大跌致使煉油廠停工。而當大流行病發生高死亡率，煉油廠工人不足將會造成問題。（原注17）在英國，給天然氣產業的全球大流行指南預測，若高達三成的員工缺席超過一個月「將會很麻煩」，百分之四十五的缺席率（冬天需求高峰期

時可能更低）即可能引起天然氣短缺的緊急狀態，（原注18）造成如工廠和養老院之類的用戶不得不關閉。（原注19）

我們現在有機會做出改變

在複雜系統裡，問題永遠不只於此。煉油廠同時生產運輸燃料，少了運輸燃料將使物資運送停擺，包括有些國家賴以產出電力的煤炭。奧斯特霍姆表示，事情就是從這裡開始一步步邁向毀滅。無法供電將癱瘓許多子系統，從照明、提款機、冷藏到抽取飲用水，而且若要生產電力也需要用電開採煤礦或鑽取石油。態勢每況愈下。

在這波骨牌效應下，貨車司機和煉油廠只是其二；相互依賴的網絡一旦有部分動搖，其他部分便岌岌可危。

這次的新冠疫情並未出現高致病率及高死亡率，所以人類族群裡有很大比例沒有因病失能。然而，用來減緩病毒擴散的保持社交距離措施，造成很多經濟活動停擺。不過顯然各地被視為關鍵基礎設施的必要工作者都豁免於外。系統裡有些重要的齒輪，我們必須讓他們保持運作。

美國為新冠全球大流行列出的必要工作者清單，讀起來很有意思。（原注20）這裡我隨意挑選一些：所有層級的醫護人員（包括清潔員）、大樓保全、食物相關工作者、作物採收者、礦工、武裝運鈔人員和提款機維修人員、電力修復人員、貨車停靠站指揮人員、超市工作人員、修剪樹枝以免觸及上方電線的人員、汙水處理廠工作人員、修路工人、公車司機、水電工、廢棄物處理人員、電信維修人員、網路維護資訊科技人員、金屬加工人員、化學物處理人員、洗衣店員工、清潔工等等。

當然，名單上也有法官和律師、醫師和發電廠工程師、網路防禦專家、牧師和其他白領勞工，但是稍加瀏覽就會發現，很多關鍵基礎設施仰賴低收入者。我們都知道低收入者一般來說更可能死於傳染病，原因是基本健康即不佳，而且他們在有些國家無法獲得醫療。美國弱勢的少數族裔在此次新冠疫情中受害較重並不令人意外。英國在二〇二〇年五月發表的一項大型研究指出，新冠肺炎患者當中，最貧窮者的死亡率幾乎是最富有者的兩倍，而且主因並非他們原本就已經患有其他疾病。（原注21）經濟學家表示，所得分配不均讓各種問題愈來愈嚴重，研究發現，更糟的是，傳染病對窮人造成的危害高得不成比例。

這意味著將有更多人陷入貧困，以及在疾病全球大流行之際將有更多人受害，包括許多負責關鍵基礎設施的人。好比說，有些肉類加工廠內一直沒有保持社交距離，所以出現慘重的新冠疫情。醫護工作者和許多其他行業亦然。還有些人是移民，由於沒有合法身分，較不可能獲得醫療照護，而且許多人即使生病還是必須工作。

低收入者易染病的情形使疫情在複雜系統中最重要的部門散布得更廣、衝擊也更大，包括消防隊員、護理人員、警察、照護員，以及生產食物、飲用水和電力的人等等，多得不勝枚舉。這些人愈經不起疫情考驗，整個系統就更加處於崩塌的風險。所得分配愈是不均及貧窮愈是嚴重，代表系統瓦解的風險愈高。

我所知的全球大流行因應計畫裡，似乎沒有任何一個考量到失去重要工作者在複雜系統中所造成的骨牌效應。多數計畫對於死亡率抱持一廂情願的想法，英國流感全球大流行計畫預設的典型死亡率不及一九一八年的一半。加拿大多倫多瑞爾森大學（Ryerson University）流行病學家石天明（Tim Sly）表示，他從未發現任何計畫的預設死亡率比一九一八年流感的死亡率更高，即使我們明知存在更致命的流感病毒。或許訂定計畫的人假設如果病毒進入全球大流行，它的致病力就會變弱，又或許是相反結果會悲慘得讓人想都不敢想。

由政府官員和產業大老參與的全球大流行模擬演練發現，由於無預期的後果不斷累積，社會許多層面很快崩塌。進行這類模擬的人告訴我，參與者總是出乎預料地發現，關鍵人員其實是那些在關鍵基礎設施裡工作的人。如果高致命性流行病毒使很多人喪命，因而造成我們的支持系統無法運作，結果將會賠上更多性命。

我們很少思考這些系統究竟有多麼不穩定，但證據到處都是。保全圈裡常說的一句話是，一個城市離無政府狀態永遠只有幾頓飯的時間：二〇〇八年金融危機山雨欲來的那段期間，隨著全球市場的食物價格飛漲，許多地方都出現暴動。而且各子系統之間彼此影響，舉例來說，如果停電使許多人無法燒開水，淨化水用的氯又沒有送到，可能就會造成水媒傳染疾病。我們經常是在問題當頭時才發現問題：經歷珊迪颶風之後，紐約市才驚覺依賴電梯的大樓若遇上停電，會造成許多不良於行的住戶受困其中；這個問題同樣會出現在備有發電機的醫院裡。

各國都依賴國外送來的貨品，從牛奶紙盒到藥物都有。出現嚴重的全球大流行時，貨物運送的情況將比新冠疫情期間更不穩定。甚至在這次新冠全球大流行中，大型遠洋船隻（無論郵輪或航空母艦）上的人都處於感染的高風險。（原注22）而貨櫃船的船員數量或奢華程度雖然遠不及這些船隻，但是仍需要人力運作。

一場高死亡率的全球大流行將引發許多這類的骨牌效應。而複雜系統還有另一個特性，就是它失去複雜性的速度很快，恢復也不易。部分原因就在於熱力學原理：第一個過程釋放能量，第二個過程則需要能量。不過如前所述，複雜系統的研究顯示，這類系統往往安於穩定狀態，很難打破這樣的平衡。

接著我們就要看看所謂的系統崩塌會如何。崩塌是指從原本的狀態倒向一個較不複雜的狀態，提供更少的服務，能夠支持的人也更少。如果當前社會的許多子系統崩塌並擴散全球，然後陸續波及其他子系統，到最後整個國家、產業或經濟也會崩塌，而且難以恢復。

當這樣的崩塌影響愈多人和愈多維生系統，它將會更加攸關我們的存續。如此戲劇性的事件可能難以想像，但是在這波新冠疫情中，雖然沒有如此戲劇性的轉折，卻已明白顯示出我們的某些系統密切相連又脆弱。聯合國祕書長安東尼歐．古特瑞斯（António Guterres）表示，全球大流行為我們所有人帶來了警訊。他告訴英國廣播公司：「我們現在有機會做出改變。這個世界在面臨眼前的全球挑戰時，顯然極度脆弱。這次的全球大流行清楚證實了這種脆弱性。」他認為若再加上氣候變遷，情況甚至會更糟。（原注23）

往好處想，明白我們全都依賴著複雜系統將有助我們為古特瑞斯所說的挑戰做好準備，包括下次的全球大流行。意思是，如何讓我們的系統變得沒那麼脆弱。不過該怎麼做可能不是那麼理所當然。過去幾十年間，歐洲和北美的傳統產業裡有許多工作都消失了，原因是「境外生產」（offshoring），將產業移至其他快速工業化的國家。現在有些產業討論要把它們移回來，讓「製造回流」（reshoring），尤其是對因應全球大流行極為重要的物質，以縮短脆弱的供應鏈。

然而美國智庫「外交關係委員會」（Council on Foreign Relations）高級研究員香儂・歐尼爾（Shannon O'Neil）警告，這不一定是最好的作法。在很多情況下，這種強迫式的遷移將使原本境外生產的產業失去規模和勞工成本的優勢，導致一般人的購買成本增加；對美國消費者來說，每年平均增加一萬美元，占了平均收入的很大部分。（原注24）這代表有些人會過得很辛苦。而這些產業現在主要的生產地為開發中國家，它們退出後代表有更多人會過苦日子。

此外，在新地點重新組建一個諸如製造業的複雜系統可能會困難得令人卻步，歐尼爾提到蘋果公司在二〇一三年嘗試過完全在美國生產 MacBook Pros 筆電，但因為有種螺絲釘無法在當地找到供應來源而失敗。聽起來像是俗話說的：因為少了釘子而丟了馬蹄鐵，因為少了馬蹄鐵而失了馬，然後騎士也不見了，依此類推，直到失去了整個王國。或許我們本能上就知道複雜系統是什麼。

歐尼爾建議在全球化產業裡建置更多的冗餘（redundancy）[1]，提升它們的復原力。這麼做會提高成本，而起初就是為了省錢才會採用境外生產的方法。但這樣的預防成本可能不會高於當疫情再度蔓延時供應系統崩塌所造成的損失。運通分析家在二○二○年四月曾說過，他們預期產業將多方尋找供貨來源，即使這意味著較高的成本。（原注25）當然，運輸業將漁翁得利，而碳排放量亦會跟著增加。

湯瑪斯・荷馬・迪克森同意我們的系統需要更多冗餘，也需要降低整體的複雜性，方能增加整個網路的「緩衝能力」（slack）以吸收衝擊。他認為這代表減少國際運送，簡化全球供應鏈，並且將一些至關緊要的生產點設在比較接近終端使用者的地方，抑或至少在很多地方設立生產點。

他表示，風險不只在於我們彼此之間的連結，還有我們的一致性，而這不僅展現於我們共通的生物特性，也展現於文化、飲食、意識形態、社交媒體、金融、消費主義、甚至我們使用的抗生素。如果我們對於各種擾動都做出相同的反應，那麼當一個地方出差錯，每個地方都會跟著遭殃。他告訴我：「多樣化常是複雜性的一個主要特徵，它可能極為有利。」問題不在於複雜性本身，而是它會不會使你變得更脆弱。

1.編按：指系統為了提升可靠性，刻意配置重複的零組件或機能。

一致性過高會讓我們陷入串聯性失靈（cascading failure），也會讓獨立的不同子系統同步失靈。由迪克森帶領的一群頂尖複雜系統專家於二〇一五年指出，二〇〇八至〇九年間，美國次級房貸風暴引發金融海嘯，同時間食物及石油價格高漲，這些看來分別發生的各種危機實則具有深切的關聯性。

全球經濟從沒回到金融危機之前的樣子，而且顯然找到了另一個穩定平衡。（原注26）迪克森預測這場全球大流行將同樣成為「一個全球性的轉捩點，讓諸多的社會系統快速轉換成一個全新的狀態」。他也表示，如果我們不開始處理系統複雜性所帶來的問題，我們將會面臨更多問題，它們的破壞力將更甚以往。相較於氣候變遷的可能衝擊，全球大流行或許還算小兒科。

而其他更嚴重的問題可能包含一場比新冠肺炎厲害得多的大瘟疫。大量死亡的人口已經夠讓人難過了，甚至還會帶走複雜系統裡許多重要成員，這種隱而未顯的影響將造成更大的損失。至於我朋友問的那個問題，答案是不行：我們無法在失去許多性命和減少全球壓力之際，又假裝一切如昔。我們會失去許多人，沒有任何事會和從前一樣了。

那麼假使我們現在面臨的是像黑死病的瘟疫，結果會如何？我們的復原力沒有一三四七年的歐洲來得好，結果可能是系統廣泛崩塌，每個文明都會遭到侵襲。坦特告訴我，這類崩塌總是伴隨著突然大量消失的技術、知識和人們。要阻止這種情況發生，他懷疑我們是否有能力刻意降低複雜性。

所有這一切讓我想起英國科幻作家道格拉斯・亞當斯（Douglas Adams）所寫的《銀河便車指南》（*Hitchhiker's Guide*）系列小說；其中一本《宇宙盡頭的餐館》（*The Restaurant at the End of the Universe*）裡講過一個故事：名叫高爾伽弗林查姆（Golgafrincham）的星球上人口過多，所以它設計安排只留下高階專業人士和低階的實務工作者，把所有中階的「無用」者（例如保全警衛和電話消毒員）用火箭送入太空。剩下的人後來都過著快樂的生活，直到他們感染一種致命疾病而全部喪命，感染源就是一個未經消毒的電話。

第八章

不該爆發的全球大流行，以及如何防止下一場浩劫

我們必須和病毒共舞，沒有別的選擇。

——中國疾病預防控制中心主任高福（原注1）

美國故總統約翰・甘迺迪曾於兩場競選演說中提到：「crisis 這個英文字，如果譯成中文，是由兩個字組成，一個代表危險，一個代表機會。」（原注2）後來這個概念蔚為流行，廣泛被引用，出現在包括前美國副總統艾爾・高爾（Al Gore）的諾貝爾獎得獎感言裡。

儘管聽起來不錯，但它並非事實。顯然這個概念源自一九三〇年代在中國的西方傳教士樂觀的錯誤解讀。事實上，第一個字的確代表危險，但第二個字只是代表事情發生或改變的時候。

從任何標準來看，新冠肺炎都是個危機，而且這個危機才剛開始。從現在起將會有一些事情發生或出現改變，無論人們是否會為了人類的共同利益而設法去掌控它們。這可能會是一個機會，讓我們能夠成就過去無法達成的事情。甘迺迪總統的話廣受歡迎，顯示我們體認到一個更深刻的事實，亦即危機就是轉機。又或者，我們也許就這麼被這場瘟疫所帶來的經濟及政治風暴給淹沒，不去處理讓我們落到此般田地的各種問題。

果真如此，將會是一場悲劇。稍後將論及我們可以怎麼做。但是首先，讓我們回頭看看問題是從哪裡開始的，以及我們何以至此地步，從而展望未來。我會說它是原本不該發生的全球大流行，而且我認為我們有可能阻止這樣的事再度發生。讓我們一起來加以檢視。

我們要看得出來自己身處險境

我們都知道一開始是在中國武漢出現不明肺炎的群聚個案，首批案例通報是在二〇一九年十一月。（原注3）十二月底，中國當局告知世界衛生組織這件事，但也表示這個病毒不會人傳人，即使當地醫師明白實情不然。由於這是官方口徑，武漢不可能實施大規模圍堵措施，也不會有旨在減緩傳染病散播的公衛宣導訊息。

中國地方衛生官員下令醫師封口，不准談論逐漸擴大的疫情，很難想像他們當時以為疫情將如何演變。或許他們認為有辦法把多數感染個案都安全地關在醫院裡。大家都還記得SARS冠狀病毒，感染者通常要到病得相當嚴重了才會傳播病毒。

然而作家暨社會學家澤奈普．圖費克奇（Zeynep Tufekci）說，在威權體系裡，保密可能變成了一種直覺本能。（原注4）如我們在本書探討SARS的章節所見，中國相關單位把爆發疫情視為國家機密，直到上級准許才向大眾披露，這情形並非獨一無二或前所未有，今日全球傳染病管理的重要基石《國際衛生條例》於十八世紀倡議時，就是為了阻止各國政府隱匿霍亂疫情而導致運輸問題。

二〇二〇年一月初，武漢官員下令唯有曾到過與許多早期個案有關且已關閉的海鮮市場的人，或接觸過已知個案的人，才能夠接受檢測，這樣的舉動讓人更加霧裡看花。隨著病毒擴散，不具這些關聯性的感染個案日益增加，這樣的規定讓很多案例根本測不到。二〇〇九年歐洲遭遇豬流感初期也是這麼做，在新冠肺炎全球大流行之初，許多國家也拒絕檢測與中國沒有直接關聯的人，即使病毒已經出現在中國以外的地方。

圖費克奇懷疑，在一個壓抑壞消息、由上而下的官僚決策文化中，這可能代表中國總理習近平在一月初並不知道事態有多嚴重。不過在威權體系裡，他是唯一能改變情勢走向的人。而情況確實已不樂觀。到了一月二十日，武漢的個案多不勝數，其他地方的個案也逐漸增加，唯有在春節假期前採取大刀闊斧的圍堵措施才能防止病毒在全中國蔓延失控。(原注5) 中國科學家宣布病毒具有人傳人的傳染性，封城開始啟動。

如我們所見，研究顯示如果那些措施提早實行，這場傳染病的擴散可能就會被阻止，雖然無法完全消滅。不過當時有人理解到那些措施是必要的嗎？我們現在已經知道，單靠隔離個案及追蹤接觸者很難防堵新冠病毒（雖然這麼做對防堵 SARS 是有效的），還必須加上保持社交距離的作法。新冠病毒比 SARS 病毒更容易感染，而且不同於 SARS，無症狀的新冠感染者也能夠傳播病毒。一月二十日之後的強制措施意味著，除了武漢所在的湖北省，其他中國城市尚且不需實施完全封城。但是如同世衛組織的呈報，許多中國城市發現除了隔離和追蹤接觸者，也需要保持社交距離才能阻止傳染病擴散。可是在一月初時，武漢的公共衛生官員並不知這些事。

根據數學模型計算顯示，假如中國在一月初就實施到了一月底才終於採行的諸多措施，包括嚴格限制人民移動，原本可以大幅減少傳染病的規模。不過即使一月初當局就公開病毒具有人傳人的傳染性，我們也不確定他們會強制採取極端的控制手段，畢竟當時他們對於新冠肺炎的了解很有限。

他們可能會做些在 SARS 疫情時曾經管用的作法，但顯然還不夠。除了保持社交距離，還需要廣泛檢測才能揪出尚未出現症狀或無症狀的個案。在此應該特別提及，即使英美等國對於病毒的了解從一開始就比中國多很多，但他們很晚才強制施行必要的檢測、保持社交距離和圍堵措施，儘管這些手段的確有效，如同南韓和紐西蘭的例證所示。

因此就算中國將完整疫情昭告天下，也提早實施更全面的公共控制措施，結果似乎也不太可能完全阻擋新冠疫情，不過病毒在中國境內或其他國家的散布將可以因此控制得更好，尤其如果這些因應辦法在十二月底前就全面實行。

如果世界各地的科學家和衛生當局當時把握契機對抗新冠病毒，使用中國的病毒基因定序檢測來自疫區的旅客，同時尋找境內個案，將能夠阻止更多地方後來出現感染人口爆增的現象。然而，新冠病毒仍然會入侵無法採取因應措施的貧窮國家或管控較差的地區，並在那裡大量滋長，最終也很難防止全球散播。為此我們需要更早就大規模關閉航空旅行，但應該很難做到。

當然有些假設情境顯示，如果中國早一步對病毒採取圍堵措施，可能就不會爆發全球大流行；或者它可能在中國釀成疫情，但在世界其他地方的情況則稍可控制。對我來說，最重要的關鍵是，有多少國家無視世衛組織對於管控措施的忠告，即使病毒的嚴重性已經昭然若揭。即便這些國家當時提早知情，我不確定其中有多少人會及時採取必要的因應措施。後見之明有助下一場戰役，而非過往之行。

當然，經歷這場與病毒的奮戰，我們至少可以希望下一次當任何地方冒出病毒傳染時，各國不會對自身險境後知後覺。幸運的話，有了這次震撼教育，我們對傳染病不會再盲目自滿和全然否認，正是這種態度拖延了多數國家對於新冠病毒的反應。

這次抗疫經驗給未來的借鑑

第一個借鑑是：我們需要一個高層級且具權威性的體系，將各國與各個國際機構組織在一起，合作對抗疾病，如此一來不會再有人試圖隱瞞令人憂心的疫情，眾人從一開始就共同合作。在傳染病原尚可圍堵時，至少我們需要可以早期偵測到群聚個案的監測系統——在更多地方設置像中國在SARS過後裝設的電腦警示通報系統或類似系統，將是很棒的起步，尤其如果這些警示能夠廣為分享的話。稍後我們再來討論可能的作法。

此外，世界需要開始認真看待全球大流行的威脅和科學家的警告。新冠病毒就是一個大威脅。至於科學家，他們的警告會不會被認真看待永遠取決於人們是否願意面對現實，以及政府是否清廉。但是我們至少能希望一般人更願意把科學家的話聽進去，因為新冠疫情已經告訴我們事實、證據和誠信有多重要，而非密而不宣、意識形態或痴心妄想。

理解新冠肺炎如何出現之後，第二章大致介紹了新興病毒。截至一九六〇年代，我們已經以社會繁榮和疫苗擊敗多數傳染病，隨後我們就從預防傳染病所必須的公衛投入上撤資，即使一九八〇年代愛滋病敲響警鐘，一九九二年美國科學家預警將出現更多新病毒，以及到了二〇〇八年有證據支持人類從野生動物身上感染到人畜共同傳染病的機率愈來愈高。世衛組織曾列出一份最令人憂心的病毒清單，包括冠狀病毒和諸如伊波拉和立百病毒之類的可怕病原，我們可據以製造疫苗和診斷檢測。但到目前為止，可派上用場者極少。

我說新冠肺炎是一場原本不應該發生的全球大流行。其實從一九九二年開始，科學家就不斷提出愈來愈多有關全球大流行風險的警示。但怎麼會一方面警告說某件事將會發生，然後又說它不應該發生呢？

道理很簡單，這就是警示的目的。我們對於警示沒有採取足夠的行動，而且警示已經不少了。一九九五年我寫過一則報導，主題是：「我們承受得起不去追蹤致命病毒的風險嗎？」內容則是有關在中非爆發伊波拉疫情之後，世衛組織用來監測新興傳染病的一個計畫；不過世衛會員國當時沒有核准足夠的計畫經費。（原注6）我們原本有可能做得更好嗎？我們當然有可能把監測和因應系統都做得更好。一九九五年之後，各國對於這類系統的資助意願提高了一些，但仍嫌不足。

第二個借鑑是：現在就必須改善監測和因應系統，首先大幅增加新興傳染病的監測，第二是投資對抗已知威脅性病原的藥物研發、疫苗和診斷技術。千萬別因為冠狀病毒肆虐就忽略了立百病毒及其他病原，尤其是立百病毒。

冠狀病毒被世衛列入優先提防的病毒清單，原因是十七年前冠狀病毒家族搞得天下大亂。這可是一大警示了。我們在第三章看到爆發冠狀病毒疫情的三個響炮：SARS、MERS、SADS。各國顯然沒有學到SARS帶來的兩大教訓：保護醫護人員，以及出現新的傳染威脅時要立即告知全世界。二〇〇三年至今，我們對於疫情通報已經有所進展，但還不夠，看看中國怎麼處理新冠疫情的。我們對抗病毒的方法也一直受到資本主義的問題所左右。即使出現各種警訊，我們依然沒有開發出任何冠狀病毒療法，因為在SARS被終結之後，這樣的療法顯然沒有市場。不求獲利而謀公共利益的藥物生產方式可能會再次出現，而且這麼做正是時候。

第三個借鑑：首先是儲備醫療庫存。我們必須提供個人防護裝備給醫護人員，SARS應該已教會我們這件事，而新冠肺炎則逼得我們不能忘記。除了足量的庫存，我們必須能夠在短時間內提升生產力。如果在這麼多國家的許多醫護人員因新冠病毒喪命後，我們連這一點認知都沒有學到，我只剩絕望了。我們都應該感到絕望。

再者是開發新療法。利潤驅動的市場可以達成很多很棒的事，不過並非所有事。我們要停止仰賴市場做到唯有政府才做得到的事，開發公共利益所需的產品，包括新的抗生素、人人負擔得起的疫苗和更好的呼吸器，因為呼吸性病毒永遠是我們最大的威脅之一。美國曾嘗試這麼做卻失敗了，（原注7）當時的市場力量再次贏過公共利益。數十項計算結果顯示，花在噴射戰機或核武的支出，與開發、生產及儲備醫療必需品的費用相當，而前者顯然各國都負擔得起。

那麼何不從源頭就根除這些病毒，或者至少對這些源頭多加了解，才能知道來者何人呢？第四章我們檢視過蝙蝠、了解牠們為何帶有這麼多病毒、為何殺死蝙蝠是糟糕的想法，以及中國科學院武漢病毒研究所不但在某個洞穴的蝙蝠身上找到與SARS病毒具有相同基因序列的病毒，也發現與後來的新冠病毒很像的病毒。於此同時，美國一個實驗室發現，這些直接來自蝙蝠的病毒會讓植入人類ACE2蛋白的老鼠生病，而且它們可以入侵人類細胞。

在這篇發表的科學論文中，研究者直白地提出警告：這些病毒具有造成全球大流行的可能性。但看來沒有人採取任何行動，除了與武漢病毒研究所合作的美國政府研究計畫再次獲得了資助——不過在疫情大亂時冒出缺乏證據的指控，指稱新冠病毒其實是從實驗室裡逸出的，這項資助再次被取消。

各懷鬼胎的評論者抓著那些實驗室發出的警告，反而把疫情蔓延歸咎給實驗室，簡直就像遷怒信差的病毒版。值得注意的是，那些實驗室進行這些研究不下十五年，沒有出過任何問題。此外，棲息在湖北省的蝙蝠與帶有病毒的蝙蝠屬同種，而城裡也有蝙蝠，甚至蝙蝠糞便在中國被廣泛用於製作眼藥。這些看來像是更高的風險。

第四個借鑑：當不喜歡出風頭也不喜歡把話說死的科學家一反常態，開始大聲疾呼威脅將至時，我們必須把他們的話聽進去並且採取行動。我相信當氣候變遷導致作物大規模歉收、城市不再宜居以及出現前所未見的難民潮時，人心終究會明白的。當然，到了那時候再採取行動就太晚了。

這就是新冠肺炎本來不應該變成全球大流行的最終理由。我們在病毒從蝙蝠跳至人類身上時，不一定能夠控制它的傳播，但是**它本來不該跳到人類身上的**。十五年前我們所知道的資訊，足以教我們開始避免蝙蝠以及蝙蝠製成的產品，以及任何可能傳遞蝙蝠身上各種病毒的東西。而且根據我們現在所知的科學，新冠病毒來自蝙蝠，不是麝香貓，不是穿山甲，不是狸貓，當然也不是蛇（這從來就不是有效的科學主張）。（原注8）它來自蝙蝠，很多其他病毒也一樣。

不過我們需要蝙蝠，因為生態系統的許多部分都依賴牠們，特別像是全球的重要資源雨林，更別提我們的糧食作物。我們應該給蝙蝠足夠的空間。我們當然不應該在牠們的棲息地附近設置農場，而且或許我們應該對無法避免會接觸蝙蝠的人進行疾病監測及醫療照護，以便在任何病毒跳到人類身上時迅速把它揪出來。不過其實要抓到從蝙蝠身上跳到人類身上的病毒並不容易。我們真的要給蝙蝠空間。放手吧！

我想要提供一個與此有關的建議。傳統非常重要，傳統醫學也很有價值，不過或許我們可以考慮不再使用蝙蝠糞便來治療眼疾。並不是因為它是糞便（事實上西方醫學正在認識中國的療法），而是基於我們現在對蝙蝠病毒的認識。中國民眾要求中國藥典及傳統中藥房禁用這個療法有其道理，有更安全的方法可以獲取維生素A。

我不確定在人們以蝙蝠糞便為藥時，為何還有人會假設說新冠肺炎的出現，是蝙蝠病毒透過某個「中介」或是從實驗室逸出而得以傳播。的確，糞便裡的許多病毒在乾燥後可能會消失，但是每一次都會完全消失嗎？即使糞便乾燥後代表使用者沒有風險，但收集和處理糞便的人仍有風險，而且他們一樣可以傳播病毒。至少到了二〇二〇年五月，網路上的有些傳統中藥供應商「因新冠疫情」而停止販售蝙蝠糞便，這個事實顯示人們已經體認到它的風險。

不只中國，世界各地都在設法整頓活體動物市場、野味市場及野生動物市場。但仰賴果蝠以攝取蛋白質的非洲人民則陷入兩難，對此我們只能以尊重及更多研究加以因應。無論中國市場是否是新冠病毒的來源，市場裡確實藏了許多其他病毒，特別值得注意的是禽流感病毒——中國科學家就是在市場裡發現它，他們已經呼籲關閉這些市場以阻止疫情擴散。中國以外的其他地方也應該要整治提供生鮮的傳統市場，這類市場具有悠久傳統，但是它們無法置外於現代密集農業、巨型城市，以及高度連結的世界，因此市場裡不同物種之間交換病原的風險大增，包括人類。我們可以尋找安全提供這類貨品的方法。

至於流感，我們在第五章檢視了這個已知將會上演全球大流行的病毒，以及它如何傳播，還有二〇〇九年豬流感全球大流行如何讓世衛飽受抨擊，從而也讓世衛更加難以對新冠疫情做出適當的回應。許多國家陷入與新冠肺炎的困鬥，因為他們的全球大流行因應計畫只針對流感，而其因應方式不太一樣。然而，我們仍然需要這些計畫（及更多計畫），即使只是為了禽流感，因為禽流感具有高致命性，可能在人類身上引爆疫情；它的高死亡率讓新冠肺炎的危害看來就像一般感冒。不過或許下一個贏得遺傳樂透的病毒，是一個相對輕症的全球大流行流感病毒，對此我們也必須有所準備。世衛組織的官員曾建議，對於流感全球大流行，或其他該組織判定必須緊急宣告的疫情，我們需要依照不同嚴重程度做出不同的反應。值得謹記的是，無論病毒一開始如何，我們都無法預測它未來會如何演化。

針對禽流感病毒是否會造成全球大流行的研究，衍生出實驗室風險的爭議，這件事顯示我們對於高封閉實驗室（high-containment labs）的監測應該更密切、更透明化也更國際性。如前述，二〇二〇年四月就發生一起類似爭議，當時美國資助武漢的蝙蝠冠狀病毒實驗室的研究經費立即被中止。

實驗室的首席科學家石正麗曾說過，新冠病毒的基因序列不吻合他們做過的任何基因定序。（原注9）如果有人違反嚴密保護措施的規定，理論上來自蝙蝠採樣或活體蝙蝠身上的未定序病毒當時即可能感染人。而類似病毒曾經感染居住在蝙蝠群落附近的一般人，我們也看到病毒可能感染採集、販賣和使用蝙蝠糞便的人。這似乎是目前最大的風險。

實驗室保存了詳盡的紀錄。如果他們與造成感染有任何關係，就可著手進行調查，而世衛正提出這樣的要求。對於這類實驗室，我們需要一個監督與問責的透明化與國際性系統，對於是否值得冒風險進行研究，也必須有公開且國際性的決議過程，以確保實驗安全進行，以及當發生問題時也不會有人任意指控。此刻我們迫切需要科學，但若風險是全球性的，管控和責任也必須是不分你我的。

有件事是確定的：新冠病毒不是實驗室製造出來的。二〇二〇年三月，一項分析報告發表於備受敬崇的《自然醫學》（*Nature Medicine*）期刊上，科學家們承認以目前所知尚無法製造出這樣的病毒，他們甚至猜也猜不到新冠病毒用來附著於人類細胞的蛋白質結構竟然效果如此之好。（原注10）事實就是這樣。

第五個借鑑：流感全球大流行將會到來。現在聽到我們還沒準備好面對嚴重的全球大流行，應該不會再有人感到驚訝了。我們之前針對流感大流行已經做了很多準備功課，有鑑於新冠疫情帶來的慘痛教訓，這些計畫應該要重新修訂，而且要真的可以隨時採行。同時，由世衛組織運作、用來監測流感病毒演化的全球體系不但應該繼續維持，也值得獲得更多慷慨解囊的資助，並且擴及令人憂心的其他病毒家族。讓研究病原演化和牲畜的科學家攜手合作，目標是慢慢停止讓農場動物使用有助危險病原滋長的疫苗或其他的管理作法。我們迫切需要加速生產流感疫苗，而且如果可能的話，也需要通用型流感疫苗。沒錯，兩種疫苗，雙重保障。流感值得我們這麼做。

過去多數的示警都被忽略，從而導致現今的情況，在第六章我們檢視了應該怎麼做才能阻止下一次的全球疫情（無論病原是什麼），或者該如何迅速加以圍堵。我們需要像樣的全球大流行因應計畫，以及儲備應急裝備。我們也需要全球性的新興傳染病監測系統，並盡可能由了解當地情況的當地專家負責，而他們將有國際同儕及資源作為後盾。我們需要更多有關診斷、疫苗和製藥技術的基礎研究，做好部署讓每個地方都能夠隨時運用。聽起來很花錢，但是我們已經學到，這樣的成本肯定不會多過再一次的全球大流行所造成的損失，前提是我們能夠有組織和經費採取必須做到的各種預防措施。

第六個借鑑：我們必須敦促各國政府實現承諾，現在就做出回應。由世界最富有的二十個國家組成的G20，於二〇二〇年三月底承諾會對全球大流行採取行動，包括在「接下來幾個月內」舉行各國財政和衛生首長的聯合會議，設立「一個全球性、有效性、持續性資金挹注及合作的平臺，用以加速疫苗、診斷技術及治療方法的開發及傳送」。（原注11）在你閱讀本書之際，這樣的會議可能尚未發生，或者早已舉行。不過全球有三分之二以上的人口居住在這二十國裡，因此承諾者很可能就是你們國家的政府。無論如何，參與者需要負起責任。請協助鞭策。

如果現在不要求這些人負起責任，我們可能會目睹在第七章看到的黑暗面。很多人有所不知，全球化社會快速增加的複雜性也提高了大災難發生的風險。因此中國爆發的新型呼吸性病毒才會很快釀成全球大流行，以及為了減緩病毒蔓延而限制人際互動導致了慘痛的經濟骨牌效應。我們還檢視了發生致死率更高的全球大流行的可能性，並談及人們普遍相信一種疾病在大流行後往往會變成輕症，但這樣的想法不過是迷思。事實上，若不謹慎的話，新冠疫苗可能會讓新冠病毒變得更厲害。我把病原演化和複雜系統放在一起檢視，不僅因為兩者都令人害怕，也因為兩者結合起來會成為實際的威脅：嚴重的全球大流行會造成複雜的全球支持系統發生串聯性失靈，尤其如果很多支持系統是由低收入者所支撐，而這些人受日益嚴重的經濟失衡影響將會變得更加弱勢。

第七個借鑑：經歷新冠肺炎的重擊之後，我們無法回到常態。正是那些常態導致此劫，若再不改變意味將有更多的全球大流行，而且狀況可能更糟。我們必須採取第六章提及的預防措施：儲備個人保護裝備、設立疫苗生產廠、更多傳染病監測及因應計畫。不過重大疫病引發全球系統崩塌的可能性是我們必須設法解決的問題，因為系統的複雜性正是風險不斷提升的原因。

在管理全球系統時，我們必須理解複雜性的運作，並且利用這場大流行所造成的全球震撼，在不同供應鏈、經濟體及治理結構之間建立起更鬆散的連結，減少效率、增加冗餘、提升復原力，即使這不是成本最低的作法。如果各處有些連結斷裂，複雜系統的專家認為這可能是機會，而非災難：「創造性破壞」可能會讓更具復原力的新模式出現，尤其如果我們依此進行重建。

聯合全球的力量才能戰勝它

我們必須明白，更嚴重的全球大流行可能會發生，而且在全球系統裡引發非線性的影響，進而導致各地的系統或全球系統崩塌。聰明的科學家說，這就是我們冒的風險。每部災難片都始於科學家的話遭人漠視。

那麼，我們現在從黑暗裡走出來了嗎？有好消息嗎？

是的，危機可能是轉機。我們迫切需要重建這次圍堵病毒失利的系統。假如我們運氣不錯，或許就能以新的系統預防或至少控制下次的全球疫情。

如果你對於本書至此的內容只記取一件事，那應該是：人們預測這場全球大流行的發生已經幾十年了，卻沒有做好相應的準備。新冠疫情是一場可以避免的災難，我們的所知足以讓人遠離蝙蝠病毒，足以針對冠狀病毒開發藥物和疫苗，也足以針對可能造成的疫情設立透明化且全球性的監測網絡。這樣的監測系統代表就算我們努力防範卻仍然爆發疫情時，可以採取迅速積極的行動，至少能夠設法阻止疫情擴散。

新冠病毒出現時，中國地方官僚系統延遲警示通報，而且當時沒有任何國際機構能夠代表所有人立即前往查證當地的情況。當時也沒有一個全球性的公衛體系，難以確保每個國家都做出充足的應變，而任何國家的反應不足，就代表其他國家的感染率將會增加。我們沒有危機管理系統，無法抵消地方政府或各國政府的否認和延誤，即使這麼做的後果是由所有人來承擔。

世衛為新冠疫情所做的努力，比二〇一三年我預測他們會為禽流感做的事多了些：提供建議、每日舉行簡報、統籌研發進度，並且讓較窮的國家拿到個人保護裝備和試劑檢測套組。也就是說，他們盡力去做了。然而，許多國家在疾病侵襲之前有數週時間毫無作為，（原注12）義大利當局承認：「病毒的速度比我們的官僚系統快。」當時需要的行動速度比較像是戰時動員。（原注13）

那麼要如何解決這個問題？顯然我們必須大量投資我們原本就應該為這場疫病

做好的科學準備工作。英國惠康基金會主席傑洛米．法拉爾教授說，各國必須挹注公共衛生和傳染病相關的臨床科學、社會科學及基礎科學。他在二〇二〇年四月與美國國家科學院的對談中表示：「你們將會需要的。」所謂你們包括對於基本流行病學管控（隔離、檢疫和接觸者追蹤）長期失能的許多國家。

將疫情反應及警示系統升級為全球化系統可能沒那麼立即可見。如同我所主張，我們需要一個高層級且權威性的體系，集合各國努力共抗疾病，以免有人隱瞞令人憂心的疫情重要細節。或許說的比做的容易，但沒有說怎麼開始呢？

許多人批評世衛，但坦白說我認為該組織只是一個容易攻擊的目標。當然他們本來可以有更好的表現：我認為他們可以宣布新冠肺炎是全球公衛的緊急事件，並且早一點承認它已成為全球大流行，向各國溝通實際情況的急迫性，而不是退縮閃躲怕嚇到民眾或觸怒各國政府。不過就此而言，世衛的選項不多：他們能夠不依賴會員國而獨力進行的事極少。然而，世衛是唯一的全球性衛生機構，要建立一個更好的系統必須把它也納進來。

首先，我們來看看到底為何必須有全球性的組織。

在某些圈子裡，全球化已經成為禁忌之詞。事實上，如第七章所示，由於全球化系統緊密相扣，導致我們容易受到全球大流行的侵襲。但是有問題的並不是「全球化」，而是其中緊密的關聯性。這樣的連結讓利益最大化，卻也製造出一個傳震的僵化網絡。在這次的全球疫情中，歐洲服飾店關門造成孟加拉出現失業人潮，中國工廠關閉則威脅到美國電子產品和必需藥物的供應量。有些專家認為這個緊密又脆弱的全球金融體系（距離它上次的危機還不到十年）已接近崩壞。（原注14）

不過答案會是把製衣廠都移回「母國」，不再雇用孟加拉人民，或結束強國之間友好的全球貿易關係，也中止有史以來最長久的相對和平時期嗎？（原注15）如果新冠肺炎教會我們什麼，那就是我們所有人真的都在同一條船上。

一些反全球化或國家主義支持者認為，我們不應該有全球性的組織。可是現在我們幾乎所有的經濟和文化活動都已經是全球性的，很難主張我們不應該以這樣的方式管理各種事務。無論我們樂見與否，光是八十億人口填滿地球上幾乎所有生態棲位這個事實，我們就不得不全球化。我們不能夠再以個別團體的方式單獨行事，因為即使只是一小部分人做的事，也會影響到所有人：除了疾病，還有溫室氣體、過度捕撈、金融動盪、汙染、森林砍伐、網路安全、核武等等，多不勝數。為了至少能夠設法趕在這些問題導致串聯性系統失靈之前採取行動，我們唯一的選擇是全球性的組織動員。如果這次的全球疫情沒有教會我們這一點，那麼全球暖化也會給我們帶來教訓，不過到時可能為時已晚。

複雜性理論專家湯瑪斯．荷馬．迪克森表示：「我們已經創造出一個緊密交織的社會生態系統，遍及這個星球的每個角落。要理解新興的全球性風險，並且充分動員以做出回應，『我們』一詞在多數時候就代表人類全體成員。」

那麼我們要怎麼做呢？怎麼做才能預防全球大流行再度上演？部分答案是強化世衛組織，讓他們能夠進行我們要求他們做到的任務，像是提供全球公衛服務，儘管其並非真正的政治權威。掌握主要權勢的國家似乎不可能容許一個國際機構擁有太多的權力。

不過我們至少能夠允許該組織擁有足夠的力量和資源，以有效扮演支持者的角色。世衛是全世界唯一專責防止全球大流行以及進行其他國際性衛生事務的機構，而其目前的狀況是，二〇二〇和二〇二一年的年度預算有二十四億美元，相較於前四年相幾乎沒有增加。而且這還是在二〇一一年金融危機導致預算被刪減兩成之後，後來更進一步削減了緊急應變及流行病相關經費。

然而過去六年間，世衛組織學會了緊急應變的能力，擴展抗生素抗藥性和氣候變遷導致公衛威脅的工作事項，也幾乎根絕了小兒痲痺症，而且此刻正領導全世界因應這次的大瘟疫。這些工作都在非常拮据的情況下進行，由於這段時間經費沒有增加，相對就顯得捉襟見肘。

二〇二〇年四月，美國川普總統威脅撤回對世衛的援助經費，其占比達該組織常態性援助經費的百分之十五。公衛法律專家拉里・戈斯汀（Larry Gostin）稱此舉是為了轉移美國因遲於因應疫情而招致的責難，即使數週來世衛不斷大聲疾呼各國要做得更多。戈斯汀強調，世衛的預算是美國疾病管制與預防中心預算的三分之一，而後者並不需要對全球各地發生的公衛緊急事件做出因應。世衛也執行極多強化窮國衛生系統的計畫，我們現在都應該理解到這對所有人都有好處。

更糟的是，世衛能動用的預算只有三分之一，剩下的預算都設為專款供會員國用於自己偏好的專案。而其應急經費的來源是自願捐款，為了圍堵二〇一八至二〇年間剛果爆發的伊波拉疫情，這筆費用已經用掉了大半，只剩下九百萬美元可以協助窮國因應新冠疫情。經過數週，各國才回應世衛尋求疫情應變經費的緊急請求。戈斯汀表示，如果要該組織根據全球的公共利益採取行動，他們需要有雙倍的常態性經費，而且必須減少受到富有會員國的利益左右。

最重要的是，戈斯汀說：「我們必須體認到新冠病毒是共同敵人，我們要聯合起來以全球的力量戰勝它。」（原注16）二〇二〇年五月，聯合國祕書長古特瑞斯呼應他這番話，表示這個病毒蔓延失控是因為，「各國無法串聯起來，以有組織性的方式面對這場新冠疫情。」（原注17）或許全球大流行的天價損失最終可以讓人們理解到：可能具有全球災難性影響的事件應該是全球共同的責任，不該受限於任何國家的利益或地方官僚的有限能力。

假如聯合國和世衛組織沒有做好串聯協調，我們如何才能有像戈斯汀所說的全球行動呢？現在多數權力都掌握在主權獨立的國家，尤其是二十個富有的強權。SARS時我們看到各主權國家最終讓步給全球衛生安全。不過世衛依然是個受到一百九十四個會員國左右的機構，當某個國家的利益與世界利益不一致，該組織應該代表世界利益，但實際上勝出的經常是國家利益。

最明顯的例子是，中國在二〇二〇年一月初堅稱新冠肺炎不具傳染力。但老實說，那個國家也不一定要是強權，二〇一四年，幾內亞政府害怕妨礙外國投資而不願呈報真正的個案數目，以致延誤世衛對於西非伊波拉疫情的反應。（原注18）

國家必須怎麼做？

我想建議兩個解決方案。這兩個方法都不需要取代世衛，因為我們目前也只有這個組織。事實上，我們需要更強大的世衛組織，由它代表世界利益採取行動，即使這樣的利益偶爾牴觸各國的主張或能力。要怎麼做呢？

方案一是先承認，主權國家不可能賦予一個國際機構擁有否決各國權力的力量。所以如果權力在國家，他們必須根據共同利益來行使權力。如果世衛組織無法告訴某個大國該怎麼做，其他的國家就必須這麼做。這招可能會有用，尤其各國都是貿易夥伴。

就我們對政府運作的了解，全球性政府是行不通的。複雜性理論專家揚尼．巴揚表示，當社會系統太過複雜，一人主宰的舊式階級制度不再適用，因為一個人無法兼顧所有事。作家暨管理學家安妮瑪麗．斯勞特（Anne-Marie Slaughter）寫道，全球性網絡已經取代階級體制，成為許多全球性議題的實際權力結構，特別是能夠由網絡裡的專家管理的事務。（原注19）

因此我們需要一個網絡。現行的世衛年度會議是由會員國告訴該組織該做些什麼。假如針對全球性威脅，另設一個更常定期召開的高階多國會議，由它要求各國政府採取行動（好比針對疫情爆發或可能影響不只單一國家的問題），情況會如何呢？而且若由一群科學家擔任這個會議的顧問，如同世衛現在為緊急事態召開的會議呢？

比爾．蓋茲也想要成立一個更廣大的組織架構來管理疾病，並且採行全球網路的作法，融合國家、區域及全球性的機構，著眼於預防全球大流行，像軍隊的戰爭遊戲般開打「病菌遊戲」，模擬疫情爆發的狀況以精進偵測及圍堵病毒的技巧。（原注20）或許這麼做有助於各國抱持更開放的態度。

要想出能夠達成共同利益的方法並不難。當前的制度是根據國家（特別是富國）不容置疑的主權來設計，但這在面臨共同災難性風險的世界裡根本行不通。這個世界是由各種網路所串連，我們需要以網路來運作。

還有第二個可考慮的解決方案。如果你與曾在國際機構工作的人聊過，他們會告訴你，各國永遠不會把權力讓給任何國際組織。證據不用求遠，看看二〇〇五年修訂的《國際衛生條例》，授予世衛在聽聞任何可能威脅國際的疫情爆發時，有權向相關國家詢問。修訂之前，該組織只能詢問少數傳染病，而且只能在國家政府告知後才這麼做。修訂條例也允許該組織公開談論疫情，前提是公眾都已知曉。就這樣。直到二〇〇五年 SARS 疫情幾近失控後，才獲得這麼一丁點的讓步，甚至還需要經過艱辛的談判。

然而世衛未經疫情國邀請，依然無法直接調查疫情。在北京政府於二〇二〇年一月二十日承認新冠肺炎可以人傳人前，世衛無法查核中國說此疾不會人傳人的報告，也一直到二月世衛專家才能夠前往中國進行相關調查。

這不是說世衛對於疫情一無所知。澳洲科廷大學的約翰．麥肯齊教授表示：「中國武漢當局於十二月三十一日和一月十七日宣告疫情，而這段期間完全沒有更多個案報告或任何有關疾病傳播的消息，尤其是可能人傳人的資訊，令我感到憂心。」他當時是世衛新冠肺炎緊急委員會的一員。而在北京當局未送出邀請也未核准調查小組所有成員之前，他們根本無法進行相關任務。

這些狀況都不會改變，除非世衛會員國通過新的條例，或者在國際條例上附加協議。大衛．海曼表示，《國際衛生條例》具有法律約束力，規定各國改善監測及公衛能力，以及評估偵測及因應疫情爆發的能力，但是如同所有國際條例，沒有辦法強制執行。不過光有執行不夠，還必須禁得起驗證。已經有國際條例以全球安全為名，由國家讓出特定範圍的主權，主題包括核燃料、化學武器、臭氧層。

《核不擴散條約》（Nuclear Non-Proliferation Treaty）會員國必須申報任何可用於核武的鈾或鈽原料，證明沒有作為武器建造的用途，並且呈上報告，供國際原子能總署進行檢驗。國際原子能總署抓到伊朗作假兩次，並且執行定期檢查，讓該國無法製造太多濃縮鈾，直到美國川普總統於二〇一八年摧毀該協議。五個核武強國尚未依條約承諾放棄武器，而且其中四國即使簽約依然取得核武。不過武器專家告訴我，現今世界的核燃料和核武已經沒有一九七〇年該條約剛生效時那麼多。

一九九七年的《禁止化學武器公約》（Chemical Weapons Convention）明令禁止製造或儲備列於清單上的武器（例如神經毒氣），並且禁止使用任何化學物質作為武器。會員國（除以色列、埃及、北韓和南蘇丹共和國）申報任何可用於製造這些武器的設施，再由「禁止化學武器組織」（Organisation for the Prohibition of Chemical Weapons）的檢查員進行查核，也檢查一般化學工廠。查核機制有其漏洞，但大致還算堪用，雖然二〇一三年清查敘利亞的化學武器成效有限。（原注21）另一個禁止生物武器的條約原本也應配有查核規定，強制檢查生物實驗室。雖然條約依然存在，但二〇〇一年美國推翻檢核機制後，它就沒了力道。

《禁止化學武器公約》真正創新之處在於，有人可以指控某會員國沒有申報化學武器或非法使用化學武器，並且要求進行具「質疑性」的突擊檢查。會員國一致同意「隨時隨地」接受檢查，而且沒有拒絕的權利，（原注22）除了美國，他們通過一項可拒絕檢查的法律。（原注23）目前還沒有人提出這樣的檢查，雖然該組織在二〇一三至一四年間於敘利亞摧毀化學武器的行動就是出於這樣的目的，只是名義上沒說明。另一個檢查不當行為的方式是一九八七年在禁止化學物破壞臭氧層的公約上附加了「蒙特婁議定書」（Montreal Protocol），允許會員國對於違反公約的國家祭出經濟制裁。這種制裁從未發生，不過至少所有人都同意這是適當的威脅。

雖然這些條約過往的紀錄令人詬病，但它們至少建立起武器專家所謂的「規範」，摒棄這些危險武器和化學物質：我們都同意不應該擁有這類武器。美國約翰霍普金斯衛生安全中心的阿梅西．艾達佳表示，「不管如何要有一個國際規範，不會任由傳染病變本加厲，」而不詳盡通報。

我們已經有《國際衛生條例》規定各國必須宣告任何令人憂心的疫情，但是要有查核機制才能讓它更具效用。我們甚至已經備妥一個查核機構：世界衛生組織。疫情查核的行動模式將不同於武器公約。畢竟擁有違禁武器的國家應該是刻意為之，並且有計畫性地使用這些武器，即使目的只是威脅。而出現傳染病的國家可能是運氣差或地理位置不佳，通常沒有以疾病攻擊敵人的意圖；病毒原本就會隨著客機抵達其他國家。在這種情況下，檢查員是友非敵。

依據武器公約的模式，我們可以要求各國報告境內有關傳染病的情形；如果一切正常就做定期宣告，若有令人憂心的疫情則作緊急宣告。接下來的檢查是對各國宣稱的疫情啟動查證程序，包括宣稱無疫情者在內。要相信某個國家說境內沒有需要憂心的疾病，我們必須知道若發生這樣的疫病，該國的地方系統是否有能力偵測出來。

這意味著在承平時期檢查各國的監測系統。在世衛曾參與的小兒麻痺症根除計畫裡，已經有過類似的驗證程序——如果一個國家宣稱沒有發現任何小兒麻痺症造成的癱瘓個案，他們必須先知道非小兒麻痺癱瘓個案在該國人口裡的正常比例，以此確認當事國有認真調查。（原注24）在富國的協助之下，這種系統有助窮國發展出我們所有人都能夠信賴的疾病監測能力。

二〇〇四年，中國坦承全境出現 H5N1 禽流感之後，我曾為《新科學人》撰文寫道，我們應該「開始以管控核武或耗損臭氧層化學物的方式管控病毒」。病毒的風險甚至高於核武和化學物，倘若禽流感成為全球大流行，「它對於經濟、政治及人命造成的損失會極其龐大。訂個病原公約吧。」（原注25）

經過多年，我更加確信這樣的協議才是解決之道。新冠肺炎造成的殘局或許會讓這樣的協議有了政治上的可能性。諸如新冠疫情的全球災難已經證明，病毒比任何化學武器更能夠造成更多國家處於更長久也更嚴重的毀滅性狀態；而各國都已同意「隨時隨地」接受化學武器檢查，證實自己沒有這些武器，也確保鄰國沒有。事實上，一場全球大流行可能隨時隨地開始蔓延，唯有能夠跟上病毒腳步的檢查，才是各國能夠真正信任的防禦措施。

我向一些武器專家提出了這個想法。他們覺得世界已經對公約感到厭煩，各國之間不再流行所謂的「多邊」合作。嗯，不過我們現在有個全球大流行的傳染病，說不定趨勢會改變的。抽象的國家主權概念可以促使公約制定者在日內瓦的會議室裡談判，而實務上，面對不明疾病的威脅時，沒有國家想要在全球貿易夥伴面前表現出不理性的模樣。如果某個國家爆發疫情，世衛組織要求前去調查，而該國拒絕，別人作何觀感？

這樣的安排也有助停止各國面對傳染病時必然會上演的怪罪戲碼。它讓一個國家免於遭到讓病毒從實驗室逸出的指控，或者有機會確認是否真有病毒逸出。此外，查核的可能性可以減少病毒逸出的發生機率。在第六章，我們看到具有風險的病毒研究在國際監督之下有可能變得更安全。這可以是公約的一部分。

此外，條例並不一定要帶有重罰，也可以充滿鼓勵與合作，例如在《國際衛生條例》裡，富國承諾協助窮國監測疾病；在核子、生物性及化學性武器公約裡，富國承諾協助窮國以和平方式使用這些技術。這些武器公約約定會員國進行自信提升演習，由各國專家到彼此國家參訪設施，這些專家和政府構關不同，他們比較好溝通，也比較沒有什麼都不敢說的文化。第一個發現 MERS 病毒的沙烏地阿拉伯病毒學家很快就找到答案，因為他向一位荷蘭病毒學家求助，而這位荷蘭病毒學家轉而把該病毒交給另一地的合格實驗室進行研究和診斷技術，結果所有人都受惠。我們應該要有促進這類交流的國際協定，確保過程安全透明，公平分配專利，讓政府的反對看起來落伍且充滿風險。

在當前的疫情之下，全球團結共抗病毒的需求與日俱增：聯合國愛滋病聯合規劃署（UNAIDS）前主任彼德．皮奧告訴我，單單是應付愛滋病毒，尚比亞就得動用到百分之三的 GDP，所以他們需要協助。（原注26）若把道德考量放一邊，富國為何應該在乎尚比亞的愛滋病毒？理由和關心新冠肺炎一樣：疾病變少代表貧窮也會變少，從而代表新興傳染病的風險更低，因為更富裕就表示不用為了生存而甘冒健康風險。

究責遊戲沒有幫助

事實上，討論如何解決全球大流行時，不得不提及全球不平等的普遍現象。新冠肺炎來自中國，中國並非是個落後窮國，但是容易出現其他可怕病毒的區域就不一定了，因為從伊波拉、立百病毒到尚且未知的病原，都可能活在缺乏病毒研究或疾病監測的國家裡。

聯合國祕書長古特瑞斯在二〇二〇年三月全球大流行準備工作的二十國會議上提到：「我們必須協力打造復原的平臺，建立更永續、涵納更廣也更公平的經濟。」（原注27）英國《新歐洲人報》（*The New European*）專欄作家提姆・沃克（Tim Walker）在推特上表示，他但願：「等疫情結束，我們可能已經習慣更好的空氣，看見國際合作的重要性，人們不必睡在街上……我們可能頓悟到，生命中除了國家主義和經濟，還有更多其他東西。這可能是個新的開始。」（原注28）

英國倫敦政經學院的強納森・威格（Jonathan Weigel）及其同儕呼籲為窮國的疫情因應及復原措施成立全球團結基金。他們寫道：「如果已開發國家以外的世界處於重症，已開發國家也難以痊癒。對我們所有人來說，重新承諾多國合作及全球團結是

往前邁進最安全的道路。」（原注29）

不管是全球基金或承諾監測傳染病並進行查核的公約，要戰勝新冠病毒，確保人類未來更不受疾病威脅，我們必須怎麼做已經很清楚明白了。我們真的全都在同一條船上，也最好開始用這樣的思維行動。理想而言，我們要讓這麼做具有法律約束力。

不幸的是，這類有關國際合作的思維可能很快就會淡去。在我們的生物性免疫系統之外，近期心理學研究找到支持人類具有「行為免疫系統」（behavioral immune system）的證據——一種迴避可能帶原者的傾向。除了明顯迴避病人，心理學家認為人類的慣性是容易順從我們自己的「內團體」（in-group），迴避不同於自己的人，因為我們原本就會設法避免感染。（原注30）

在人類早期演化階段，感染其實是個風險。當我們四處遊走進行狩獵採集時，可能會遇到不同的部落，那些陌生人可能患過不同疾病，而且是已有抵抗力的帶原者，但我們還沒有抵抗力，因為疾病抵抗力部分受到遺傳影響，而我們與當時另一個部落的共同基因應該比現今我們與同個城市其他居民的共同基因來得少。不同族群對彼此都具有染病風險，在哥倫布抵達美洲之後，南北美洲多數原住民死於歐洲疾病的事實證實了這一點，而歐洲人的報應則是梅毒。

證據顯示行為免疫系統是部落主義及仇外心理的根本原因。（原注31）若把可能帶有疾病風險的事物做成文字敘述或拍成照片，例如死貓或腐敗食物，對這些東西出現較強烈厭惡反應的人往往更容易出現仇外的情緒，（原注32）而且在政治上較為保守，就跟來自有較多病原地區的人一樣，這一點無論現在過去皆然。（原注33）

研究人員研究過「權威性人格」，其特定的人格特質有部分由基因決定，包括喜歡井然有序、服從、從眾且強烈依附自己認同的內團體。擁有這些特質的人比較有可能在二〇一六年投票給美國的川普或支持英國脫歐，這是影響甚巨的變數。（原注34）

劍橋大學心理學家理奧爾・茲米拉德（Leor Zmigrod）發現，居住在人際傳染病（而非萊姆病之類由動物傳人的疾病）更盛行的美國城市的人，比較可能具有權威性人格以及投票給川普。存在較多病原的州也常制訂限制弱勢族群（例如LGBTQ少數群體）的法律，其他諸如教育或預期壽命之類的變數都沒有如此高的關聯性。（原注35）

其他研究也提到，無論實際爆發疾病，或者看到令人作嘔的畫面或提及疾病，都會啟動行為免疫系統，進而促使人們的政治態度趨向威權主義。加拿大心理學家馬克・沙勒（Mark Schaller）是「行為免疫系統」一詞的命名者，他在二〇一四年發現，在美國出現伊波拉個案之後，美國人更有可能告訴民調員自己將投給共和黨，尤其是對該疾病出現高度關切的地方（反映在「伊波拉」一詞的網路搜尋次數）。同樣現象也出現在加拿大人投票給保守主義者的意願。（原注36）

這種現象符合歷史上傳染病過後，人們對於陌生人有時會出現暴力排外及敵意的情形。一三四七年黑死病猖獗期間，歐洲不少城市大舉屠殺猶太人和吉普賽人。一七九三年，美國費城把黃熱病疫情爆發歸咎於巡迴演出的演員。北方大地的美國人責怪愛爾蘭移民帶來霍亂，責怪海地人帶來愛滋，責怪中國移民帶來鼠疫（檀香山衛生單位還不小心燒了中國城），也責怪華裔人士帶來SARS和新冠肺炎。美國經濟政策研究中心表示，一九一八年流感全球大流行導致人民對政府更不信任。（原注37）川普作為總統候選人時指責拉丁裔移民帶來「極嚴重的傳染性疾病」（原注38），但其所有主張都缺乏支持證據。

馬克．沙勒告訴我，很多心理學研究人員正在收集新冠肺炎會造成什麼政治衝擊的資料。理奧爾．茲米拉德發現在曾經發生過較多傳染病的地方，這類意識形態更為普遍。她說：「如果新冠疫情炎提升了威權意識形態的吸引力，這個效應將持久不散。」如果新冠病毒沒有真正消失，而是繼續四處傳播，她的話尤其可能成真。

正當世界需要加強合作以戰勝共同的傳染病風險時，傾向區別你我的衝動令人擔憂。目前看來最不可能有合作願景的是美國和中國，兩國領導人互相毒舌，並且歸咎對方帶來病毒。然而合作很重要。二〇二〇年二月時，中國學者石正麗、美國疾病生態學家凱文．奧利瓦以及其他二十一位新興傳染病研究人員為美中兩國協同進行全球大流行研究提出了詳盡的理由，他們寫道，唯有更了解疾病生態學，「才能夠避免愈來愈多即將發生的災難。」（原注39）

美中兩國占據大半的家畜產量和全球野生哺乳動物交易市場，他們是兩大病毒來源。中國是全世界最大的抗生素生產國及消費國，超過一半的產量用於動物，因此是抗藥性細菌的主要來源。科學家主張，這兩個世上最大的經濟體身為「促使生態改變而導致新興傳染病的主要推手」，他們得負起道德責任。科學家們也指出，美中兩國聯合起來也剛好擁有適合傳染病研究的最大基礎設施。然而，如果傳染病真的助長權威性人格及排外傾向，兩國之間就更不可能增加合作了。

然而，樂觀人士仍希望我們許多人正經歷的共同威脅、焦慮及艱難生活，將會超越我們對於感染的原始恐懼，培養出社會團結而非過度激發的行為免疫系統。美國作家雷貝嘉．索爾尼（Rebecca Solnit）記錄在許多災難之後，生還者以慷慨、機智及利他心彼此支持。（原注40）我在描述全球大流行時不斷重複同一個口號：「我們都在同一條船上。」已有諸多事件證明這個事實，無論是好是壞。

湯瑪斯．荷馬．迪克森的希望是，全球大流行的疫病「有助人類在集體道德、優先事項、自我及社群等各方面，催化出一個迫切的重要決議，它也提醒我們同在一個擁擠小星球上的共同命運。如果我們退回部落認同，將無法有效處理這個挑戰。新冠肺炎是個集體性的問題，需要採取全球的集體行動，就好比面對氣候變遷的問題。」

我們對於全球疫情的反應將由再度興起的排外心態主導，或是我們終將體認到我們面臨的是共同危難，兩者取決於各國如何看待一件事：新冠疫情始於中國是無可爭議的事實。美中兩國已經互控對方是禍首，（原注41）有些美國公司也針對中國在二〇一九年十二月及隔年一月隱瞞疫情提起訴訟。（原注42）

但不是所有人對此事實都抱持負面看法。四月時，一百零一位美國頂尖學者及前官員，包括資深重要人物前國務卿歐布萊特（Madeleine Albright）和前國家安全顧問蘇珊．萊斯（Susan Rice），聯名向美國政府請願與中國合作對抗新冠肺炎，他們寫道：「中國對於這個冠狀病毒的回應有許多需要怪罪之處，初期掩蓋疫情，繼而又缺乏透明性。雖說如此，我們所有簽署人都認為，雙方有充足且強烈的理由攜手合作。」（原注43）

到了五月，歐盟執委會主席烏爾蘇拉・馮德萊恩（Ursula von der Leyen）呼籲對於病毒起源進行國際獨立調查，目的不是為了究責，而是為了協力防止舊事重演。她堅決主張：「為了下一次能夠有更好的準備，這麼做對每個國家都有好處。」她也呼籲建立一個「透明的」早期警示系統：「全世界都必須對此盡一己之力。」（原注44）她的意思是，我們需要中國加入這股聯合的力量，究責遊戲沒有幫助。

雖然中國在關鍵幾週的期間向世界隱瞞病毒詳情，但中國自身遭受龐大經濟損失也是事實，而且如同其他國家的情況，造成這些損失的原因比較是來自阻止病毒擴散的措施，而非病毒本身；雖然死亡人數確實也很嚇人。

中國並非唯一遲於回應新冠肺炎的國家，很多國家都犯了錯，而且我們可能還會繼續犯錯。讓各方的人都體認到這些教訓，應該會是個不錯的起點。

任何地方都可能出現病原。上一次的流感全球大流行始於墨西哥的一個美資農場。而史無前例的伊波拉疫情始於非洲最窮國家裡的一名兩歲兒童。愛滋病全球蔓延是在一個被歐洲殖民主義顛覆的非洲社會裡播下種子。茲卡病毒始於非洲，然後傳到亞洲、密克羅尼西亞、玻里尼西亞和阿根廷，接著是在南北美洲任何找得到適合蚊子生存的地方，而這些蚊子又被運往全世界。在目前尚只是威脅的病毒當中，立百病毒起於馬來西亞，與它類似的亨德拉病毒則始於澳洲。病原問題是全球性的。

在一場由美國國家科學院主辦的虛擬會議上，法拉爾教授提到了這些令人憂心之處，他表示：「綜觀歷史，這個世界面臨過極度的危機，而在危機過後永遠都有選擇。我們要執著於究責、補償，從而變得更分化？或者眾人一起學習，做出改變，重塑一個更團結與凝聚的世界？」（原注45）

病毒才不管人類的疆界、身分或意識形態，它們只在乎人的細胞。所以問題來了：我們想要戰勝病毒的意願是否足以讓我們聯手合力呢？

致謝

這本書是圖書銷售市場所謂的「速成書」：在很多人極想了解某個特定問題的時間點，以極短的時間寫成；而作者是剛好對此問題有點了解的人，隨時準備好可以寫書。

我剛好就是對新冠肺炎有所了解的人。過去三十六年間我是《新科學人》的記者，它是一本每週出版的科學雜誌，根據地在英國倫敦。從一九八〇年代起，我搶先報導的很多新聞都是傳染病，這類疾病由病原體導致，而非化學毒物或基因缺失，病原則包括新冠病毒之類的病毒。

顯然在兩個月內寫完一本書，並不是我一直以來想像自己以作家出道的方式，如果我可以有傳統上約一年左右的寫作時間，書中就不會出現一些較美中不足之處。不過正逢人們最能夠認真傾聽的時候，我無法拒絕這個機會，讓我得以告訴大家我多年來一直聽聞的新興傳染病資訊。對於說我腦袋不清的同儕，你們講得有理，但我依然認為我們所有人都需要退一步來綜觀全局。

在這樣的寫作計畫裡，我無法把這場全球大流行極其重要的許多層面寫得完整。讀者可能會埋怨我沒有詳盡論及這位或那位政治人物搞砸他們國家疫情，從而導致原可避免的死亡。是的，是有這些人。在第一波全球大流行塵埃落定之際，倘若有機會的話，要求這些人負起責任極為重要。我當然也難以在書中做出合宜的分析，因為所有事件仍是新聞題材，每小時都在變動著。我很確定我的許多同儕會在其他地方做出更出色的分析。

我也無法告訴你哪些藥物和疫苗，或什麼經濟或社會補救措施會有效，以及有效的原因。我能告訴你的是，有些政府如何成功圍堵病毒，卻有更多國家做不到；不過我無法告訴你他們在病毒捲土重來時將會如何，甚或病毒是否將捲土重來。對於這些問題的分析可能在我們餘生及更久的時間裡都會持續進行。

我能告訴你的是，我們為何知道將會發生全球大流行，以及這些預測將如何成真。我能告訴你我們對於全球大流行的認識哪裡不對，我設法傳達的是我們面臨的風險全貌，以及最重要的，我們現在應該做什麼才能設法阻止全球大流行或可能更糟的事情再次發生。

顯然，若非我有榮幸為《新科學人》這種致力連結科學和社會的雜誌撰寫相關主題的文章數十年，我不可能會寫這本書。由於科學家多半推崇這本雜誌，我得以與他們對談而能對大局有所掌握。

不過要讓這本書得以問世，很多編輯必須歷經各種壓力。有些特別報導花了太多時間，從造成百萬人死亡的衝擊至長喙兀鷲（Indian vultures）的消失都有，故事裡的意外轉折讓我掉進了錯綜複雜的無底洞裡。當時有數不清的新聞故事。一週接著一週，在不斷催促、令人焦慮的截稿期限前，新聞編輯們應付著所有事情，包括出現新事實後在最後一分鐘調整報導，拼寫尚不為人知的病毒名稱和病毒學家的名字，偶爾在上司哀喊「別又是流感報導了」時挺身堅持立場。

撐過那些截稿期限的諸多編輯很多，唯恐忽略了誰所以我就不逐一列名。不過你們知道這些人是指誰。謝謝你們。

雖然如此，我想指出一位讓我走上新聞記者之路的編輯。一九八〇年代，我從研究所和實驗室的十年創傷時光下走出來，決定改為一般人撰寫科學文章。《新科學人》新任的新聞編輯弗雷德·皮爾斯（Fred Pearce）聽說我在歐陸，於是派我去採訪新聞故事。我很快就愛上這份工作，也很感激他。顯然書中有些資訊是在為《新科學人》進行長年調查的過程中學習到或發現的，我完全承認這一點。若有特別受惠於某個故事的地方，我在書中皆已註明。

我要特別感謝諸多科學家及合作的專家，他們耐心十足地向我解釋他們畢生心血中複雜艱深的部分，花了很久時間並且重複多次，讓我能夠寫出報導，並且經常是在時間緊迫的情況下。據我所知只有三位人士在我寫了報導之後永遠拒絕與我談話，而我對此並不感到惋惜。

我為了撰寫本書而必須理解消化所有的科學新知，在此也要感謝協助我的科學家們，即使當時他們多數人正站在抗疫的最前線，長時間輪值並肩負危險的任務。本書所有的錯誤顯然都出自我，我確信與我相識的科學家會讓我知道錯誤在哪裡。

我想向我的經紀人麥克斯・愛德華（Max Edwards）表達無限的感激，是他想出這麼不切實際的策劃。麥克斯，如果我們有機會再上餐廳吃飯的話，我要好好請你一頓。我也要對我的編輯山姆・瑞姆（Sam Raim）表達最高敬意，他接下這個不可能的任務，在不可思議的短時間裡設法做好了這本很像樣的書，而且是以在家工作的狀態完成所有事。在他嫻熟的作業下若依然出現錯誤，都是我的過失。

最後，如同所有作者，我要感謝受我長期折磨的家人，他們必須忍受我消失於工作室裡數週時間，出現時則如中邪般喃喃自語著疾病如何如何，這種現象雖然已經持續數十年了，但我承認在撰寫本書的忙亂數週裡變本加厲。家人一直提供我無限的支持，即使他們在新冠疫情猖獗時因為封城而在各處動彈不得。感謝我的先生不時給我一杯茶，替玫瑰花澆水，並且打理所有事情。也謝謝他和我的女兒在封城期間除了做自己的工作之外，還扮演挑剔的大眾讀者閱讀本書的幾章內容，而且我女兒當時正從新冠肺炎的病情中康復過來。當妳的味覺恢復之後，我保證替妳烤個胡蘿蔔蛋糕，永遠永遠。

原文注釋

除非文中清楚標示，若資料來源非直接或間接引用，皆為作者採訪所得。

前言

1. Debora MacKenzie, "Why we are sitting ducks for China's bird flu," *New Scientist*, May 1, 2013, www.newscientist.com/article/mg21829150-200-why-we-are-sitting-ducks-for-chinas-bird-flu.
2. Institute of Medicine (US) Commit-tee on Emerging Microbial Threats to Health, *Emerging Infections: Micro-bial Threats to Health in the United States*, eds. Joshua Lederberg, Robert E. Shope, and Stanley C. Oaks, Jr. (Washington, DC: National Academies Press, 1992), doi.org/10.17226/2008.

第一章

1. ProMED-mail, "Undiagnosed pneumonia—China (HU): RFI," *ProMED-mail Archive 20191230.6864153*, December 30, 2019. Available at: www.promedmail.org. (Brackets are in the original text.)
2. ProMED-mail, "Undiagnosed viral pneumonia—China: (AH) medical staff, RFI," *ProMED-mail Archive 20130614.1773873*, June 14, 2013. Available at: www.promedmail.org.
3. ProMED-mail, "Undiagnosed pneumonia—China (HK ex mainland): RFI," *ProMED-mail Archive 20060622.1734*, June 22, 2006. Available at: www.promedmail.org.
4. Elisabeth Rosenthal with Lawrence K. Altman, "China raises tally of cases and deaths in mystery illness," *New York Times*, March 27, 2003, www.nytimes.com/2003/03/27/world/china-raises-tally-of-cases-and-deaths-in-mystery-illness.html.
5. World Health Organiza-tion, "Pneumonia of unknown cause—China," January 5, 2020, www.who.int/csr/don/05-january-2020-pneumonia-of-unkown-cause-china/en.
6. ProMED-mail, "Undiagnosed pneumonia—China (HU) (02): updates, other country responses, RFI," *ProMED-mail Archive 20200103.6869668*, January 3, 2020. Available at: www.promedmail.org.
7. ProMED-mail, "Undiagnosed pneu-monia—China (HU) (05): novel coronavirus identified," *ProMED-mail Archive 20200108.6877694*, January 8, 2020. Available at: www.promedmail.org.
8. Jeremy Farrar, Twitter Post, January 10, 2020, 9:50 AM, twitter.com/JeremyFarrar/status/1215647022893670401.
9. Zhuang Pinghui, "Chinese labora-tory that first shared coronavirus genome with world ordered to close for 'rectification,' hindering its Covid-19 research," *South China Morning Post*, February 28, 2020, www.scmp.com/news/china/society/article/3052966 /chinese-laboratory-first-shared-coronavirus-genome-world-ordered.
10. Andrew Rambaut, "Preliminary phy-logenetic analysis of 11 nCoV2019 genomes, 2020-01-19," Virological, virolog ical.org/t/preliminary-phylogenetic-analysis-of-11-ncov2019-genomes-2020-01-19/329.
11. Zhuang Pinghui, "Chinese labora-tory that first shared coronavirus genome with

world ordered to close for 'rectification,' hindering its Covid-19 research."
12. Natsuko Imai, et al., "Report 1—Estimating the potential total number of novel Coronavirus (2019-nCoV) cases in Wuhan City, China," MRC Centre for Global Infectious Dis-ease Analysis, January 17, 2020, www.imperial.ac.uk/mrc-global-infectious-disease-analysis/covid-19/report-1-case-estimates-of-covid-19.
13. Jasper Fuk-Woo Chan, et al., "A familial cluster of pneumonia associated with the 2019 novel coronavirus indicating person-to-person transmission: a study of a family cluster," *The Lancet 395*, no. 10223 (January 2020): 514–23, doi.org/10.1016/s0140-6736 (20)30154-9.
14. ProMED-mail, "Novel coronavirus (05): China (HU), Japan ex China," *ProMED-mail Archive 20200115.6891515*, January 15, 2020. Available at: www.promedmail.org.
15. Sina, news.sina.com.cn/s/2020-01-21/doc-iihnzhha3843904.shtml.
16. James Kynge, Sun Yu, and Tom Hancock, "Coronavirus: the cost of China's public health cover-up," *Financial Times*, February 6, 2020, www.ft.com/content/fa83463a-4737-11ea-aeb3-955839e06441.
17. ProMED-mail, "Novel coronavirus (07): China (HU), Thailand ex China, Japan ex China, WHO," *ProMED-mail Archive 20200117.6895647*, January 17, 2020. Available at: www.promed mail.org.
18. ProMED-mail, "Novel coronavirus (11): China (HU), South Korea ex China," *ProMED-mail Archive 20200120.6899007*, January 20, 2020. Available at: www.promedmail.org.
19. *Caixin*, www.caixin.com/2020-01-20/101506222.html.
20. Josephine Ma, "Coronavirus: China's first confirmed Covid-19 case traced back to November 17," *South China Morning Post*, March 13, 2020, www.scmp.com/news/china/society/article/3074991/coronavirus-chinas-first-confirmed-covid-19-case-traced-back.
21. *Sina*, web.archive.org/web/20200411210210/https://news.sina.com.cn/c/2020-02-08/doc-iimxyqvz1150881.shtml.
22. Josephine Ma and Zhuang Ping-hui, "5 million left Wuhan before lockdown, 1,000 new coronavirus cases expected in city," *South China Morning Post*, January 26, 2020, www.scmp.com/news/china/society/article/3047720/chinese-premier-li-keqiang-head-coronavirus-crisis-team-outbreak.
23. Huaiyu Tian, et al., "An investigation of trans-mission control measures during the first 50 days of the COVID-19 epi-demic in China," *Science*, March 31, 2020, doi.org/10.1126/science.abb6105.
24. Debora MacKenzie, "New coronavirus looks set to cause a pandemic—how do we control it?" January 29, 2020, www.newscientist.com/article/2231864-new-coronavirus-looks-set-to-cause-a-pandemic-how-do-we-control-it.
25. MacKenzie, "New coronavirus looks set to cause a pandemic—how do we control it?"
26. Chaolin Huang, et al., "Clinical features of patients infected with 2019 novel coronavirus in Wuhan, China," *Lancet* 395, no. 10223 (January 2020): 497–506, doi.org/10.1016/S0140-6736 (20)30183-5.
27. Translation by Elisabeth Bik, "Dr. Ai Fen, 艾芬 , the Wuhan Whistle," *Scientific Integrity Digest*, March 11, 2020, scienceintegritydigest.com/2020/03/11/dr-ai-fen-the-wuhan-whistle.
28. Translation by Elisabeth Bik, "Dr. Ai Fen, 艾芬 , the Wuhan Whistle."
29. Kynge, Yu, and Hancock, "Coronavirus: the cost of China's public health cover-up."
30. Translation by Elisabeth Bik, "Dr. Ai Fen, 艾芬 , the Wuhan Whistle."
31. Keisuke Kawazu, "Public backlash over China gov't accusations against docs who

sounded coronavirus alarm," *The Mainchi*, January 31, 2020, mainichi.jp/english/articles/20200131/p2a/00m/0in/021000c.
32. Lotus Ruan, Jeffrey Knockel, and Masashi Crete-Nishihata, "Censored contagion: how information on the corona-virus is managed on Chinese social media," *The Citizen Lab* (University of Toronto), March 3, 2020, citizenlab.ca/2020/03/censored-contagion-how-information-on-the-coronavirus-is-managed-on-chinese-social-media.
33. Lily Kuo, "Coronavirus: Wuhan doctor speaks out against authorities," *Guardian*, March 11, 2020, www.theguard ian.com/world/2020/mar/11/coronavirus-wuhan-doctor-ai-fen-speaks-out-against-authorities.
34. Shengjie Lai, et al., "Effect of non-pharmaceutical interventions for containing the COVID-19 out-break: an observational and modelling study," medRxiv preprint, March 9, 2020, doi.org/10.1101/2020.03.03.20029843.
35. Steven Lee Myers, "China created a fail-safe system to track contagions. It failed," *New York Times*, March 29, 2020, www.nytimes.com/2020/03/29/world/asia/coronavirus-china.html.
36. Phil Hammond, Twitter Post, Janu-ary 24, 2020, 3:10 AM, twitter.com/drphilhammond/status/1220619993 408266241.
37. Matt J Keeling, et al., "The efficacy of contact tracing for the containment of the 2019 novel coronavirus (COVID-19)," medRxiv preprint, February 17, 2020, doi.org/10.1101/2020.02.14.20023036.
38. Joel Hellewell, et al., "Feasibility of con-trolling COVID-19 outbreaks by isolation of cases and contacts," *The Lancet Global Health* 8 (February 2020): 488–96, doi.org/10.1016/S2214-109X(20)30074-7.
39. Kynge, Yu, and Hancock, "Coronavirus: the cost of China's public health cover-up."
40. Lee Hsien Loong, "PM Lee Hsien Loong on the 2019-nCoV situation in Singapore," Facebook, February 8, 2020, www.facebook.com/watch/?v=1284271178628870.
41. Benjamin J. Cowling, et al., "Impact Assess-ment of Non-Pharmaceutical Interventions against Coronavirus Disease 2019 and Influenza in Hong Kong: an Observational Study," *The Lancet Public Health* 5, no. 5 (April 2020), doi.org/10.1016/s2468-2667(20)30090-6.
42. Andrea Crisanti and Antonio Cassone, "In one Italian town, we showed mass testing could eradicate the coronavirus," *Guardian*, March 20, 2020, www.theguardian.com/com mentisfree/2020/mar/20/eradicated-coronavirus-mass-testing-covid-19-italy-vo.
43. "Eight Wuhan residents praised for 'whistle-blowing' virus outbreak," *Global Times*, January 29, 2020, www.globaltimes.cn/content/1177960.shtml.
44. D. Cereda, et al., "The early phase of the COVID-19 outbreak in Lombardy, Italy," *arXiv* pre-print, March 20, 2020, arxiv.org/abs/2003.09320.

第二章

1. David S. Jones, "History in a crisis—lessons for Covid-19," *New England Journal of Medicine* 382, no. 18 (April 2020): 1681–1683, doi.org/10.1056/nejmp2004361.
2. "AJPH editorial: US readiness for COVID-19, other outbreaks hinges on investments to public health system," American Public Health Association, February 13, 2020, www.apha.org/news-and-media/news-releases/ajph-news-releases/2020/ajph-editorial.
3. Melinda Wenner Moyer, "A Wave of Resurgent Epidemics Has Hit the U.S.," *Scientific American*, May 1, 2018, www.scientificamerican.com/article/a-wave-of-resurgent-epidemics-has-hit-the-u-s.

4. Chris Thomas, "Hitting the poorest worst? How public health cuts have been experienced in England's most deprived communities," Institute for Public Policy Research, May 11, 2019, www.ippr.org/blog/public-health-cuts#anounce-of-prevention-is-worth-a-pound-of-cure.
5. Ab Osterhaus and Les-lie Reperant, "Emerging and re-Emerging Viruses: Origins and Drivers," European Society for Virology, April 11, 2016, www.eusv.eu/emerging-and-re-emerging-viruses-origins-and-drivers.
6. "Contagion: Historical Views of Diseases and Epidemics," Harvard Library, ocp.hul.harvard.edu/contagion/tuber culosis.html.
7. "Contagion: historical views of dis-eases and epidemics," Harvard Library, ocp.hul.harvard.edu/contagion/tuberculosis.html.
8. Rafael Lozano, et al., "Global and regional mortality from 235 causes of death for 20 age groups in 1990 and 2010: a systematic analysis for the Global Burden of Disease Study 2010," Lan-cet 380 (2012): 2095-128, ipa-world.org/society-resources/code/images/95b1494-Lozano%20Mortality%20GBD2010.pdf.
9. Nuno R. Faria, et al., "The early spread and epidemic ignition of HIV-1 in human pop-ulations," *Science* 346, no. 6205 (October 2014): 56–61, doi.org/10.1126/science.1256739.
10. Jacques Pépin, *The Origin of AIDS* (Cambridge: Cambridge UP, 2011).
11. Institute of Medicine (US) Committee on Emerging Microbial Threats to Health, *Emerging Infections: Microbial Threats to Health in the United States*, eds. Joshua Lederberg, Robert E. Shope, and Stanley C. Oaks, Jr. (Washington, DC: National Academies Press, 1992), doi.org/10.17226/2008.
12. Commission on a Global Health Risk Frame-work for the Future, National Academy of Medicine, Secretariat, *The Neglected Dimension of Global Security: A Framework to Counter Infectious Disease Crises* (Washington, DC: National Academies Press, 2016), doi .org/10.17226/21891.
13. Yuki Furuse, et al., "Origin of measles virus: divergence from rinderpest virus between the 11th and 12th cen-turies," *Virology Journal* 7, no. 1 (March 2010): 52, doi.org/10.1186/1743-422x-7-52.
14. Nathan D. Wolfe, et al., "Origins of Major Human Infectious Diseases." *Nature* 447, no. 7142 (May 2007): 279–83. doi.org/10.1038/nature05775.
15. Debora MacKenzie, "Sick to death," *New Scientist*, August 5, 2020, www.newscientist.com/article/mg16722504-300-sick-to-death.
16. Debora MacKenzie, "Plague on a national icon," *New Scientist*, October 26, 2002, www.newscientist.com/article/mg17623661-100-plague-on-a-national-icon.
17. L. Berger, et al., "Chytridiomycosis causes amphibian mortality associated with population declines in the rain forests of Australia and Central America," *Proceedings of the National Academy of Sciences* 95, no. 15 (July 1998): 9031–36, doi.org/10.1073 /pnas.95.15.9031.
18. Kate E. Jones, et al., "Global trends in emerging infectious diseases," *Nature* 451, no. 7181 (2008): 990–93, doi.org/10.1038/nature06536.
19. Almudena Marí Saéz, et al., "Inves-tigating the zoonotic origin of the West African Ebola epidemic," *EMBO Mol Med* 7, no. 1 (January 2015), doi.org/10.15252/emmm.201404792.
20. Paul Nuki and Alanna Shaik, "Scien-tists put on alert for deadly new pathogen—'Disease X'," *Telegraph*, March 10, 2018, www.telegraph.co.uk/global-health/science-and-disease/world-health-organization-issues-alert-disease-x.
21. "Factsheet about Crimean-Congo hae-morrhagic fever," European Centre for Disease Prevention and Control (EU), www.ecdc.europa.eu/en/crimean-congo-haemorrhagic-fever/facts/factsheet.
22. Ana Negredo, et al., "Survey of Crimean-Congo hemorrhagic fever enzootic focus,

Spain, 2011–2015," *Emerging Infectious Diseases* 25, no. 6 (June 2019): 1177–84, doi.org/10.3201/eid2506.180877.
23. Debora MacKenzie, "New killer virus makes an appearance," *New Scientist*, October 15, 2008, www.newscientist.com/article/mg20026783-200-new-killer-virus-makes-an-appearance.
24. Nuno Rodrigues Faria, et al., "Zika virus in the Americas: early epidemiological and genetic findings," *Science* 352, no. 6283 (April 2016): 345–49, doi.org/10.1126/science.aaf5036.
25. Lai-Meng Looi, "Lessons from the Nipah virus outbreak in Malaysia," *Malaysian Journal of Pathology* 29, no. 2 (2007):63–67, www.mjpath.org.my/2007.2/02Nipah_Virus_lessons.pdf.
26. Chunyan Wang, et al., "A Human Monoclonal Antibody Blocking SARS-CoV-2 Infection," *Nature Commni-cations* 11, no. 2251, May 12, 2020, doi.org/10.1101/2020.03.11.987958.
27. Olivier Pernet, et al., "Evidence for Henipavirus Spillover into Human Populations in Africa," *Nature Commu-nications* 5, no. 1 (November 2014), doi.org/10.1038/ncomms6342.
28. Debora MacKenzie, "World must get ready now for the next big health threat," *New Scientist*, December 15, 2015, www.newscientist.com/article/mg22830522-900-world-must-get-ready-now-for-the-next-big-health-threat.
29. Debora MacKenzie, "Ebola rapidly evolves to be more transmissible and deadlier," *New Scientist*, November 3, 2016, www.newscientist.com/article/2111311-ebola-rapidly-evolves-to-be-more-transmissible-and-deadlier.

第三章

1. Nanshan Zhong and Guangqiao Zeng, "What we have learnt from SARS epidemics in China," *BMJ 333*, no. 7564 (August 2006): 389–91, doi.org/10.1136/bmj.333.7564.389.
2. ProMED-mail, "Pneumonia-China (Guangdong): RFI," *ProMED-mail Archive 20030210.0357*, February 10, 2003. Available at: www.promedmail.org.
3. ProMED-mail, "Pneumonia—China (Guangdong) (03)," *ProMED-mail Archive 20030214.039*, February 14, 2003. Available at: www.promedmail.org.
4. ProMED-mail, "Pneumonia—China (Guangdong) (04)," *ProMED-mail Archive 20030219.0427*, February 19, 2003. Available at: www.promedmail.org.
5. ProMED-mail, "Pneumonia—China (Guang-dong) (06)," *ProMED-mail Archive 20030220.0447*, February 20, 2003. Avail-able at: www.promedmail.org.
6. Meredith Wadman, Jennifer Couzin-Frankel, Jocelyn Kaiser, and Catherine Matacic, "How does coro-navirus kill? Clinicians trace a ferocious rampage through the body, from brain to toes," *Science*, April 17, 2020, www.sciencemag.org/news/2020/04/how-does-coronavirus-kill-clinicians-trace-ferocious-rampage-through-body-brain-toes.
7. Christian Kreuder-Sonnen, "China vs the WHO: a Behavioural Norm Conflict in the SARS Crisis," International Affairs 95, no. 3 (January 2019): 535–52, doi.org/10.1093/ia/iiz022.
8. Tim Brookes with Omar A. Khan, *Behind the Mask: How the World Survived SARS, the First Epidemic of the 21st Century* (Washington, DC: American Public Health Association, 2005), 195.
9. Yanzhong Huang, "The SARS Epidemic and its Aftermath in China: A Political Perspective," Learning from SARS: Preparing for the Next Disease Outbreak: Workshop Summary, Eds. Sta-cey Knobler, et al (Washington, DC: National Academes Press, 2004), www.ncbi.nlm.nih.gov/books/NBK92479.
10. Yanzhong Huang, "The SARS Epi-demic and its Aftermath in China: A Political Perspective."

11. World Health Organization, *The World Health Report 2003: Shaping the Future* (Geneva, Switzerland: WHO, 2003), www.who.int/whr/2003/en.
12. Mark Henderson, "End of Sars as a deadly threat," Times of London, February 21, 2009, www.thetimes.co.uk/article/end-of-sars-as-a-deadly-threat-nz3ll7tqzsz.
13. L. F. Wang and B. T. Eaton, "Bats, Civets and the Emergence of SARS," *Current Topics in Microbiology and Immunology Wildlife and Emerging Zoonotic Diseases: The Biology, Cir-cumstances and Consequences of Cross-Species Transmission*, (2007): 325–44), doi.org/10.1007/978-3-540-70962-6_13.
14. Zhang Feng, "Does SARS virus still exist in the wild?" *China Daily*, February 23, 2005, www.chinadaily.com.cn/english/doc/2005-02/23/content_418481.htm.
15. Nanshan Zhong and Guangqiao Zeng, "What we have learnt from SARS epidemics in China."
16. ProMED-mail, "Novel coronavirus—Saudi Arabia: human isolate," *ProMED-mail Archive 20120920.1302733*, September 20, 2012. Available at: www.promedmail.org.
17. Debora MacKenzie, "Threatwatch: Find the germs, don't sack the messenger," New Scientist, October 24, 2012, www.newscientist.com/article/dn22417-threatwatch -find-the-germs-dont-sack-the-messenger.
18. Kate Kelland, "Special Report—Saudi Arabia takes heat for spread of MERS virus," Reuters, May 22, 2014, uk.reuters.com/article/uk-saudi-mers-special-report/special-report-saudi-arabia-takes-heat-for-spread-of-mers-virus-idUKKBN0E207Z20140522.
19. Christl A. Donnelly, et al., "Worldwide Reduction in MERS Cases and Deaths since 2016," *Emerging Infectious Diseases* 25, no. 9 (September 2019): 1758–60, doi.org/10.3201/eid2509.190143.
20. Debora MacKenzie, "Secrets and Lies in Europe," *New Scientist*, May 3, 1997, www.newscientist.com/article/mg15420802-300-secrets-and-lies-in-europe.

第四章

1. World Health Organization, "Global Hepa-titis Report, 2017," 2017, apps.who.int/iris/handle/10665/255016.
2. Marc T. Valitutto, et al., "Detection of novel coronaviruses in bats in Myanmar," PLoS One 15, no. 4 (April 2020): e0230802, doi.org/10.1371/journal.pone.0230802.
3. Simon J. Anthony, et al., "Global patterns in coronavirus diversity," *Virus Evolution* 3, no. 1 (January 2017), doi.org/10.1093/ve/vex012.
4. Anthony King, "Super bats: What doesn't kill them, could make us stronger," *New Scientist*, February 10, 2016, www.newscientist.com/article/2076598-super-bats-what-doesnt-kill-them-could-make-us-stronger.
5. Kevin J. Olival, et al., "Host and Viral Traits Predict Zoonotic Spillover from Mammals," *Nature* 546, no. 7660 (June 2017): 646–50, doi.org/10.1038/nature22975.
6. Wendong Li, et al., "Bats are natu-ral reservoirs of SARS-like coronaviruses," *Science* 310, no. 5748 (October 2005): 676–79, doi.org/10.1126/science.1118391.
7. Xing-Yi Ge, et al., "Isolation and characterization of a bat SARS-like coronavirus that uses the ACE2 receptor," *Nature* 503, no. 7477 (October 2013): 535–38, doi.org/10.1038/nature12711.
8. Ben Hu, et al., "Discovery of a rich gene pool of bat SARS-related coronaviruses provides new insights into the origin of SARS coronavirus," *PLoS Pathogens* 13, no. 11 (November 2017), doi.org/10.1371/journal.ppat.1006698.
9. Vineet D. Menachery, et al., "A SARS-like Cluster of Circulating Bat Coronaviruses Shows Potential for Human Emergence," *Nature Medicine* 21, no. 12

(November 2015): 1508–13, doi.org/10.1038/nm.3985.
10. Vineet D. Menachery, et al., "SARS-like WIV1-CoV poised for human emergence," *Proceedings of the National Academy of Sciences* 113, no. 11 (March 2016): 3048–53, doi.org/10.1073/pnas.1517719113.
11. Debora MacKenzie, "Plague! How to prepare for the next pan-demic," *New Scientist*, February 22, 2017, www.newscientist.com/arti cle/mg23331140-400-plague-how-to-prepare-for-the-next-pandemic/#ixzz6KMAMFWDf.
12. Ning Wang, et al., "Serological Evidence of Bat SARS-Related Coronavirus Infection in Humans, China." *Virologica Sinica* 33, no. 1 (February 2018): 104–7, doi.org/10.1007/s12250-018-0012-7.
13. Yi Fan, et al., "Bat coronaviruses in China," Viruses 11, no. 3 (March 2019): 210, doi.org/10.3390/v11030210.
14. Peng Zhou, et al., "A pneu-monia outbreak associated with a new coronavirus of probable bat ori-gin," *Nature* 579, no. 7798 (February 2020): 270–73, doi.org/10.1038/s41586-020-2012-7.
15. Tommy Tsan-Yuk Lam, et al., "Identi-fying SARS-CoV-2 Related Coronaviruses in Malayan Pangolins," *Nature*, March 26, 2020, doi.org/10.1038/s41586-020-2169-0.
16. Bloomberg News, "Wuhan is return-ing to life. So are its disputed wet markets," *Bloomberg*, April 8, 2020, www.bloomberg.com/news/articles/2020-04-08/wuhan-is-returning-to-life-so-are-its-disputed-wet-markets.
17. Tammy Mildenstein, Iroro Tanshi, and Paul A. Racey, "Exploitation of bats for bushmeat and medicine," in *Bats in the Anthropocene: Conservation of Bats in a Changing World*, eds. Christian C. Voigt and Tigga Kingston (Cham, Switzerland: Springer Open, 2016), doi.org/10.1007/978-3-319-25220-9_12.
18. "Ye Ming Sha, bat feces, bat dung, bat guano," Best Plant, www.bestplant.shop/products/ye-ming-sha-bat-feces-bat-dung-bat-guano.
19. Chun-Han Zhu, *Clinical Handbook of Chinese Prepared Medicines* (Brookline, MA: Paradigm, 1989), 179.
20. Peter Borten, "Chinese herbs," chi neseherbinfo.com/ye-ming-sha-bat-feces.
21. Francesca Colavita, et al., "SARS-CoV-2 isolation from ocular secretions of a patient with COVID-19 in Italy with prolonged viral RNA detection," *Annals of Internal Medicine* [Epub ahead of print 17 April 2020], doi.org/10.7326/M20-1176.
22. Kenrie P. Y. Hui, "Tropism, replication competence, and innate immune responses of the coronavirus SARS-CoV-2 in human respiratory tract and conjunctiva: an analysis in ex-vivo and in-vitro cultures," *The Lancet Respiratory Medicine*, May 7, 2020, doi.org/10.1016/S2213-2600(20)30193-4.
23. Newsflare, "Hundreds of bats burned in Indonesia in bid to prevent coronavirus spread," Yahoo! News, March 16, 2020, news.yahoo.com/hundreds-bats-burned-indonesia-bid-150000233.html.
24. Jani Actman, "Traditional Chinese medicine and wildlife," National Geographic, February 7, 2019, www.nationalgeo graphic.com/animals/reference/traditional-chinese-medicine.
25. Duke-NUS Graduate Medical School, "Researchers Find Genetic Link Between Bats' Ability to Fly and Viral Immunity," Duke Global Health Institute, December 20, 2012, globalhealth.duke.edu/news/researchers-find-genetic-link-between-bats-ability-fly-and-viral-immunity.
26. Jiazheng Xie, et al., "Dampened STING-Dependent Interferon Activation in Bats," *Cell Host & Microbe* 23, no. 3 (March 2018), doi.org/10.1016/j.chom.2018.01.006.
27. Cara E. Brooke, et al., "Accelerated viral dynamics in bat cell lines, with implications for zoonotic emergence," eLife (February 2020), doi.org/10.7554/eLife.48401.
28. "Bat Conservation International bats and disease position statement," Bats &

Human Health, Bat Conservation International, www.batcon.org/resources/for-specific-issues/bats-human-health.
29. Charles H. Calisher, et al., "Bats: important res-ervoir hosts of emerging viruses," *Clinical Microbiology Reviews* 19, no. 3 (July 2006): 531–45, doi.org/10.1128/cmr.00017-06.
30. Raina K. Plowright, et al., "Ecolog-ical dynamics of emerging bat virus spillover," *Proceedings of the Royal Society B: Biological Sciences* 282, no. 1798 (January 7, 2015): 20142124, doi.org/10.1098/rspb.2014.2124.
31. Raina K. Plowright, et al., "Reproduction and Nutritional Stress Are Risk Factors for Hendra Virus Infection in Little Red Flying Foxes (Pteropus Scapulatus)," *Proceedings of the Royal Society B: Biological Sciences* 275, no. 1636 (January 2008): 861–69, doi.org/10.1098/rspb.2007.1260.

第五章

1. Ron A.M. Fouchier, et al., "Koch's postulates ful-filled for SARS virus," *Nature* 423 (May 2003): 240, doi.org/10.1038/423240a.
2. Colin A. Russell, et al., "The global circulation of seasonal influenza A (H3N2) viruses," Science 320, no. 5874 (April 2008), doi.org/10.1126/science.1154137.
3. Debora MacKenzie, "Jab in the dark: Why we don't have a universal flu vaccine," *New Scientist*, January 2, 2018, www.newscientist.com/article/2156915-jab-in-the-dark-why-we-dont-have-a-universal-flu-vaccine.
4. R.J. Webby, et al., "Multiple lineages of antigenically and genetically diverse influenza A virus co-circulate in the United States swine population," *Virus Research* 103, no. 1–2 (July 2004): 67–73, doi.org/10.1016/j.virusres.2004.02.015.
5. Laura MacInnis and Stephanie Nebehay, "WHO warns flu pandemic imminent," *Reuters*, April 28, 2009, www.reu ters.com/article/us-flu/who-warns-flu-pandemic-imminent-idUSTRE 53N22820090429.
6. "FAO acts over H1N1 human crisis," Food and Agriculture Organization of the United Nations, April 27, 2009, www.fao.org/news/story/en/item/13002/icode.
7. "WHO pandemic declaration," Cen-ters for Disease Control and Prevention, www.cdc.gov/h1n1flu/who.
8. Richard Knox, "Flu pandemic much milder than expected," *NPR Morning Edition*, December 8, 2009, www.npr.org/tem plates/story/story.php?storyId=121184706.
9. "COVID-19 pandemic just started, hard to see end: Chinese epidemiologist," *Global Times*, March 24, 2020, www.globaltimes.cn/content/1183619.shtml.
10. Public Health England, "Pandemic Influenza Response Plan 2014," August 2014, assets.publishing.service.gov.uk/government/uploads/system/uploads/attachment_data/file/344695/PI_Response_Plan_13_Aug.pdf.
11. Angela N. Cauthen, et al., "Con-tinued circulation in China of highly pathogenic avian influenza viruses encoding the hemagglutinin gene associated with the 1997 H5N1 out-break in poultry and humans," *Journal of Virology* 74, no. 14 (July 2000):6592–99, doi.org/10.1128/jvi.74.14.6592-6599.2000.
12. Y. Guan, et al., "Emergence of mul-tiple genotypes of H5N1 avian influenza viruses in Hong Kong SAR," *Pro-ceedings of the National Academy of Sciences* 99, no. 13 (June 2002): 8950–55, doi.org/10.1073/pnas.132268999.
13. Debora Mackenzie, "Bird flu outbreak started a year ago," *New Scientist*, January 28, 2004, www.newscientist.com/article/dn4614-bird-flu-outbreak-started-a-year-ago.
14. Reuters, "China denies bird flu cover-up," *CNN International*, January 29, 2004, edition.cnn.com/2004/WORLD/asiapcf/01/28/bird.flu.china.reut.
15. Oliver August, "China covers up again on outbreak," *The Times*, February 2, 2004, www.thetimes.co.uk/article/china-covers-up-again-on-outbreak-hntz3rp3rgj.

16. H. Chen, et al., "Establishment of multiple sublineages of H5N1 influenza virus in Asia: implications for pandemic Covid19_HCtextF1.indd 2655/21/20 8:55:52 PM control," *Proceedings of the National Academy* of Sciences 103, no. 8 (Febru-ary 2006): 2845–50, doi.org/10.1073/pnas.0511120103.
17. H. Chen, et al., "H5N1 virus outbreak in migratory waterfowl," *Nature* 436, no. 7048 (July 2005): 191–92, doi.org/10.1038/nature03974.
18. Debora MacKenzie, "China denies bird flu research findings," *New Scientist*, July 13, 2005, www.newscientist.com/article/mg18725083-500-china-denies-bird-flu-research-findings.
19. Cissy Zhou, "China reports outbreak of deadly bird flu among chickens in Hunan province, close to corona-virus epicentre of Wuhan," *South China Morning Post*, February 2, 2020, www.scmp.com/news/china/society/article/3048566/china-reports-outbreak-deadly-bird-flu-among-chickens-hunan.
20. Anni McLeod, et al., "Economic and social impacts of avian influenza," FAO Emergency Centre for Transbound-ary Animal Diseases Operations (ECTAD), November 2005, www.fao.org/avianflu/documents/Economic-and-social-impacts-of-avian-influenza-Geneva.pdf.
21. Public Health England, "Risk assess-ment of avian influenza A(H7N9)—eighth update," January 8, 2020, www.gov.uk/government/publications/avian-influenza-a-h7n9-public-health-england-risk-assessment/risk-assessment-of-avian-inf luenza-ah7n9-sixth-update.
22. S. Herfst, et al., "Airborne trans-mission of influenza A/H5N1 virus between ferrets," Science 336, no. 6088 (June 21, 2012): 1534–41, doi.org/10.1126/science.1213362.
23. Masaki Imai, et al., "A Highly Pathogenic Avian H7N9 Influenza Virus Isolated from A Human Is Lethal in Some Ferrets Infected via Respiratory Droplets," *Cell Host & Microbe* 22, no. 5 (November 2017), doi.org/10.1016/j.chom.2017.09.008.
24. Anthony S. Fauci, "Research on highly pathogenic H5N1 influenza virus: the way forward," *MBio*3, no. 5 (October 2012), doi.org/10.1128/mbio.00359-12.
25. National Institutes of Health, "Notice announc-ing the removal of the funding pause for gain-of-function research proj-ects," December 19, 2017, grants.nih.gov/grants/guide/notice-files/NOT-OD-17-071.html.
26. Peter Daszak (EcoHealth Alli-ance), "Understanding the risk of bat coronavirus emergence," Project Number: 2R01AI110964-06, NIH Research Portfolio Online Reporting Tools (RePORT), projectreporter.nih.gov/project_info_description.cfm?a id=9819304&icde=49645421.
27. EcoHealth Alliance, "Regarding NIH termination of coronavirus research funding," April 2020, www.eco healthalliance.org/2020/04/regarding-nih-termination-of-coronavirus-research-funding.

第六章

1. Bill Gates, "Innovation for pandemics," *The New England Journal of Medicine* 378 (May 2018): 2057–60, doi.org/0.1056/NEJMp1806283. Remarks originally delivered as the Shattuck Lecture for the Massachusetts Medical Society on April 27, 2018.
2. Christopher Kirchhoff, "Mem-orandumforAmbassadorSusanE.Rice,Subject:NSC LessonsLearnedStudy on Ebola," National Security Council, White House, July 11, 2016, assets.documentcloud.org/documents/6817684/NSC-Ebola-Lessons-Learend-Report-FINAL-8-28-16.pdf.
3. Christopher Kirchhoff, "Ebola should have immunized the United States to the coronavirus," For-eign Affairs, March 28, 2020, www.foreignaffairs.com/articles/2020-03-28/ebola-should-have-immunized-united-states-coronavirus.
4. Tedros Ghebreyesus, "WHO director-general's opening remarks at the media

briefing on COVID-19," March 11, 2020, www.who.int/dg/speeches/detail/who-director-general-s-opening-remarks-at-the-media-briefing-on-covid-19---11-march-2020.
5. Yasmeen Abutaleb, Josh Dawsey, Ellen Nakashima, and Greg Miller, "The U.S. was beset by denial and dysfunction as the coronavirus raged," *Washington Post*, April 4, 2020, www.washingtonpost.com/national-security/2020/04/04/coronavirus-government-dysfunction.
6. Global Preparedness Monitoring Board, "A world at risk: annual report on global preparedness for health emergencies," Sep-tember 2019, apps.who.int/gpmb/assets/annual_report/GPMB_Annual_Report_English.pdf.
7. United Nations, High-Level Panel on the Global Response to Health, "Protecting humanity from future health cri-ses: report of the High-Level Panel on the Global Response to Health Crises," February 2016, www.un.org/ga/search/view_doc.asp?symbol=A/70/723.
8. "UK forms global infection response team," BBC News, November 1, 2016, www.bbc.com/news/health-37827388.
9. Global Preparedness Monitoring Board, "A world at risk: annual report on global preparedness for health emergencies."
10. G20, "G20 leaders' statement, extraordinary G20 leaders' summit statement on COVID-19," March 26, 2020, g20.org/en/media/Documents/G20_Extraordinary%20G20%20Leaders%E2%80%99%20Summit_Statement_EN%20(3).pdf.
11. The Johns Hopkins Center for Health Security, "The characteristics of pandemic pathogens," 2018, www.center forhealthsecurity.org/our-work/pubs_archive/pubs-pdfs/2018/180510-pandemic-pathogens-report.pdf.
12. Debora MacKenzie, "Germ detec-tors: Unmasking our microbial foes," *New Scientist*, August 17, 2011, www.newscientist.com/article/mg21128262-400-germ-detectors-unmasking-our-microbial-foes.
13. Edward C. Holmes, Andrew Rambaut, and Kristian G. Andersen, "Pandemics: spend on surveillance, not predic-tion," *Nature* 558, no. 7709 (June 7, 2018): 180–82, doi.org/10.1038/d41586-018-05373-w.
14. "Our Approach," Global Virome Project, www.globalviromeproject.org/our-approach.
15. World Health Organization, "International Health Regulations, 2nd edition," 2005, www.who.int/ihr/9789241596664/en/www.who.int/ihr/9789241596664/en.
16. Sarah Boseley, "World Health Organisation'intentionally delayed declaring Ebola emergency,' " *Guardian*, March 20, 2015, www.theguardian.com/world/2015/mar/20/ebola-emergency-guinea-epidemic-who.
17. Global Health Security Index, "2019 GHS Index," 2019, www.ghsindex.org/wp-content/uploads/2019/10/2019-Global-Health-Security-Index.pdf.
18. David E. Sanger, Eric Lipton, Eileen Sullivan and Michael Crowley, "Before Virus Outbreak, a Cascade of Warn-ings Went Unheeded," *New York Times*, March 22, 2020, www.nytimes.com/2020/03/19/us/politics/trump-coronavirus-outbreak.html.
19. Lawrence O. Gostin, and Eric A. Fried-man, "Ebola: a Crisis in Global Health Leadership." *The Lancet* 384, no. 9951 (October 2014): 1323–25, doi.org/10.1016/s0140-6736(14)61791-8.
20. Scott Gottlieb et al., "National coronavirus response: A road map to reopening," American Enterprise Institute, March 29, 2020, www.aei.org/research-products/report/national-coronavirus-response-a-road-map-to-reopening.
21. Debora Mac-Kenzie, "US develops lethal new viruses," *New Scientist*, October 29, 2003, www.newscientist.com/article/dn4318-us-develops-lethal-new-viruses.
22. Kristian G. Andersen, et al., "The proximal origin of SARS-CoV-2," *Nature*

Medicine 26, no. 4 (March 17, 2020): 450–52, doi.org/10.1038/s41591-020-0820-9.
23. Charles Calisher, et al., "Statement in sup-port of the scientists, public health professionals, and medical profession-als of China combatting COVID-19." *The Lancet* 395, no. 10226 (February 2020), doi.org/10.1016/s0140-6736(20)30418-9.
24. Albert D.M.E. Osterhaus, et al., "Make science evolve into a One Health approach to improve health and security: a white paper," *One Health Outlook* 2, no. 6 (2020), doi.org/10.1186/s42522-019-0009-7.
25. Kenneth A. Mclean, et al., "The 2015 global production capacity of seasonal and pandemic influenza vaccine," *Vaccine* 34, no. 45 (October 2016): 5410–13, doi.org/10.1016/j.vaccine.2016.08.019.
26. Isobel Asher Hamilton, "Bill Gates is helping fund new factories for 7 potential coronavirus vaccines, even though it will waste billions of dollars," *Business Insider*, April 3, 2020, www.businessinsider.com/bill-gates-factories-7-different-vaccines-to-fight-coronavirus-2020-4.
27. Scott Gottlieb et al., "National coro-navirus response: a road map to reopening."
28. Coalition for Epidemic Preparedness Inno-vations, "Landmark global collaboration launched to defeat COVID-19 pandemic," April 24, 2020, cepi.net/news_cepi/landmark-global-collaboration-launched-to-defeat-covid-19-pandemic.
29. Debora MacKenzie, "Evidence that Tamiflu reduces deaths in pandemic flu," *New Scientist*, June 24, 2013, www.newscientist.com/article/dn23744-evidence-that-tamiflu-reduces-deaths-in-pandemic-flu.
30. S.G. Muthuri, et al., "Impact of neuramini-dase inhibitor treatment on outcomes of public health importance during the 2009-2010 influenza A (H1N1) pandemic: a systematic review and meta-analysis in hospitalized patients," *The Journal of Infectious Diseases* 207, no. 4 (November 2012): 553–63, doi.org/10.1093/infdis/jis726.
31. Debora MacKenzie, "The war against antibiotic resistance is finally turning in our favour," New Sci-entist, January 16, 2019, www.newscientist.com/article/2190957-the-war-against-antibiotic-resistance-is-finally-turning-in-our-favour.
32. The Review on Antimicrobial Resistance (chaired by Jim O'Neill), "Antimicrobial resistance: tackling a crisis for the health and wealth of nations," December 2014, amr-review.org/sites\/default/files/AMR%20Review%20Paper%20-%20Tackling%20a%20 crisis%20for%20the%20health%20and%20wealth%20of%20nations_1.pdf.
33. Carla Marinucci, "Schwarzenegger: 'Shortsighted' for California to defund pandemic stockpile he built," *Politico*, March 31, 2020, www.politico.com/states/california/story/2020/03/31/schwarzenegger-shortsighted-for-california-to-defund-pandemic-stockpile-he-built-1269954.
34. International Labour Organization (UN), COVID-19 and the world of work," www.ilo.org/global/topics/coronavirus/impacts-and-responses/WCMS_739049/lang--en/index.htm
35. Caroline Huber, et al., "The economic and social burden of the 2014 Ebola outbreak in West Africa," *The Journal of Infectious Diseases* 218, supplement 5 (October 2018), doi.org/10.1093/infdis/jiy213.
36. Denis Campbell and Caroline Ban-nock, "Coronavirus crisis could lead to 18,000 more cancer deaths, experts warn," *Guardian*, April 28, 2020, www.theguardian.com/society/2020/apr/29/extra-18000-cancer-patients-in-england-could-die-in-next-year-study.
37. Alexandra B. Hogan, et al., "Report 19 -The Potential Impact of the COVID-19 Epidemic on HIV, TB and Malaria in Low-and Middle-Income Countries," Imperial College Lon-don, May 1, 2020, www.imperial.ac.uk/mrc-global-

infectious-disease-analysis/covid-19/report-19-hiv-tb-malaria.

38. Olga B. Jonas (The World Bank), "Back-ground paper: pandemic risk," *World Development Report*, October 2013, www.worldbank.org/content/dam/Worldbank/document/HDN/Health/WDR14_bp_Pandemic_Risk_Jonas.pdf.
39. Nouriel Roubini, "The coming greater depression of the 2020s," *Project Syndicate*, April 28, 2020, www.project-syndicate.org/commentary/greater-depression-covid19-headwinds-by-nouriel-roubini-2020-04.
40. Debora MacKenzie, "Plague! How to prepare for the next pandemic."
41. Congressional Budget Office, "Projected costs of U.S. nuclear forces, 2019 to 2028," January 24, 2019, www.cbo.gov/publication/54914.
42. World Health Organization, "Pro-gramme budget 2020-2021," 2019, www.who.int/about/finances-accoun tability/budget/en.

第七章

1. "The Most Important Jobs T-Shirt," Red Molotov, www.redmolotov.com/important-jobs-tshirt.
2. Debora MacKenzie, "Will a pandemic bring down civilisation?" *New Scientist*, April 2, 2008, www.newscientist.com/article/mg19826501-400-will-a-pandemic-bring-down-civilisation.
3. Debora MacKenzie, "Why the demise of civilisation may be inevitable," *New Scientist*, April 2, 2008, www.newscientist.com/arti cle/mg19826501-500-why-the-demise-of-civilisation-may-be-inevitable.
4. Thomas Homer-Dixon, "Complexity science," *Oxford Leadership Journal* 2, no. 1 (January 2011), homerdixon.com/complexity-science.
5. Edward N. Lorenz, "Predictability; does the flap of a butterfly's wings in Brazil set off a tornado in Texas?" Ameri-can Association for the Advancement of Science, 139th meeting, Decem-ber 29, 1972, eaps4.mit.edu/research/Lorenz/Butterfly_1972.pdf.
6. Thin Lei Win and Kim Har-risberg, "Africa faces 'hunger pandemic' as coronavirus destroys jobs and fuels poverty," Reuters, April 24, 2020, www.reuters.com/article/us-health-coronavirus-africa-hunger-feat/africa-faces-hunger-pandemic-as-coronavirus-destroys-jobs-and-fuels-poverty-idUSKCN22629V.
7. Marius Gilbert, et al., "Preparedness and vulnerability of African countries against importations of COVID-19: a modelling study," *The Lancet* 395, no. 10227 (March 2020): 871–77, doi.org/10.1016/s0140-6736(20)30411-6.
8. Scientific Pandemic Influenza Group on Modelling, "SPI-M Modelling Summary," November 2018, assets.publi shing.ser vice.gov.uk/governm ent/upload s/syst em/upload s/attachment_data/file/756738/SPI-M_modelling_summary_final.pdf.
9. Civil Contingencies Secretariat (UK), "Preparing for pandemic influenza: guidance for local planners," July 2013, assets.publishing.service.gov.uk/government/uploads/system/uploads/attachment_data/file/225869/Pandemic_Influenza_LRF_Guidance.pdf.
10. "Expert reaction to preprint on COVID-19 and patient-derived mutations," *Science Media Centre*, April 21, 2020, www.sciencemediacentre.org/expert-reaction-to-preprint-on-covid-19-and-patient-derived-mutations.
11. Bette Korber, et al., "Spike mutation pipe-line reveals the emergence of a more transmissible form of SARS-CoV-2," bioRxiv, May 5, 2020, doi.org/10.1101/2020.04.29.069054.
12. Andrew F. Read, et al., "Imperfect vaccination can enhance the transmission of highly virulent patho-gens," *PLoS Biology* 13, no. 7 (July 2015), doi.org/10.1371/journal.pbio.1002198.
13. William E. Diehl, et al., "Ebola Virus Glycoprotein with Increased Infectivity

Dominated the 2013–2016 Epi-demic," *Cell* 167, no. 4 (November 2016): 1088–1098.e6, doi.org/10.1016/j.cell.2016.10.014.
14. Debora MacKenzie, "Ebola rapidly evolves to be more transmissible and deadlier," *New Scientist*, November 3, 2016, www.newscientist.com/article/2111311-ebola-rapidly-evolves-to-be-more-transmissible-and-deadlier.
15. Peter Kerr, et al., "Myxoma virus and the leporipoxviruses: an evolutionary paradigm," Viruses 7, no. 3 (March 2015): 1020–61, doi.org/10.3390/v7031020.
16. Alan Mckinnon, "Life without trucks: the impact of a temporary disruption of road freight transport on a national economy," *Journal of Business Logistics* 27, no. 2 (May 2006): 227–50, doi.org/10.1002/j.2158-1592.2006.tb00224.x.
17. Debora MacKenzie, "Will a pan-demic bring down civilisation?"
18. Department for Business, Energy, and Industrial Strategy, and Health and Safety Executive (UK government), "Guidance: preparing for and responding to energy emergencies," January 9, 2020, www.gov.uk/guidance/preparing-for-and-responding-to-energy-emergencies.
19. Department of Energy and Climate Change (UK), "DECC approach to dealing with pandemic illness in the upstream energy sector," July 24, 2013, assets.publishing.service.gov.uk/government/uploads/system/uploads/attachment_data/file/48946/Dealing_with_pandemic_illness_in_the_upstream_energy_sector.doc.
20. Cybersecurity and Infrastructure Security Agency (US Department of Homeland Security), "Guidance on the essential critical infrastructure workforce," April 24, 2020, www.cisa.gov/publication/guidance-essential-critical-infrastructure-workforce.
21. The OpenSAFELY Collaborative, et al., "OpenSAFELY: factors associated with COVID-19-related hospital death in the linked electronic health records of 17 million adult NHS patients." medRxiv, May 7, 2020, doi.org/10.1101/2020.05.06.20092999.
22. Debora MacKenzie, "We don't know how Covid-19 spread on the Diamond Princess cruise ship," *New Scien-tist*, February 20, 2020, www.newscientist.com/article/2234734-we-dont-know-how-covid-19-spread-on-the-diamond-princess-cruise-ship.
23. BBC, "Coronavirus: lack of co-ordination let virus spread—UN's Guterres," Television newscast, Inter-view by Nick Bryant, May 1, 2020, www.bbc.com/news/av/world-us-canada-52496983/coronavirus-lack-of-co-ordination-let-virus-spread-un-s-guterres.
24. Shannon K. O'Neill, "How to pandemic-proof globalization," *Foreign Affairs*, April 1, 2020, www.foreignaffairs.com/articles/2020-04-01/how-pandemic-proof-globalization.
25. Adele Berti, "The impact of Covid-19 on global shipping: part 1, system shock," *Ship Technology*, April 2, 2020, www.ship-technology.com/features/impact-of-covid-19-on-shipping.
26. Thomas Homer-Dixon, et al., "Synchronous failure: the emerging causal architecture of global cri-sis," *Ecology and Society* 20, no. 3 (2015), doi.org/10.5751/es-07681-200306.

第八章

1. Sara Frueh, "NAS annual meeting: experts discuss COVID-19 pandemic and science's response," The National Academies of Science and Engineering, April 27, 2020, www.nation alacademies.org/news/2020/04/nas-annual-meeting-experts-discuss-covid-19-pandemic-and-sciences-response.
2. John F. Kennedy, "Remarks at the Convocation of the United Negro College Fund, Indianapolis, Indiana, April 12, 1959," JFK Library, www.jfklibrary.org/archives/

other-resources/john-f-kennedy-speeches/indianapolis-in-19590412. The quote is slightly different in its other iteration from October 1960.
3. Josephine Ma, "Coronavirus: Chi-na's first confirmed Covid-19 case traced back to November 17."
4. Zeynep Tufekci, "How the coronavirus revealed authoritarianism's fatal flaw," *The Atlantic*, February 22, 2020, www.the atlantic.com/technology/archive/2020/02/coronavirus-and-blindness-authoritarianism/606922.
5. James Kynge, Sun Yu, and Tom Han-cock, "Coronavirus: the cost of China's public health cover-up."
6. Debora MacKenzie, "Can we afford not to track deadly viruses?" *New Scientist*, May 20, 1995, www.newscientist.com/article/mg14619780-300-can-we-afford-not-to-track-deadly-viruses.
7. Nicholas Kulish, Sarah Kliff, and Jessica Silver-Greenberg, "The U.S. tried to build a new fleet of ventilators. The mis-sion failed," *New York Times*, March 29, 2020, www.nytimes.com/2020/03/29/business/coronavirus-us-ventilator-shortage.html.
8. Kristian Andersen, "nCoV-2019 codon usage and reservoir (not snakes v2)," *Virological*, January 24, 2020, virologi cal.org/t/ncov-2019-codon-usage-and-reservoir-not-snakes-v2/339.
9. Jane Qiu, "How China's 'Bat Woman' Hunted Down Viruses from SARS to the New Coronavirus," *Scientific Ameri-can*, April 27, 2020, www.scientificamerican.com/article/how-chinas-bat-woman-hunted-down-viruses-from-sars-to-the-new-coronavirus1.
10. Kristian G. Andersen, et al., "The proximal origin of SARS-CoV-2."
11. G20, "G20 leaders' statement, extraordinary G20 leaders' summit statement on COVID-19," March 26, 2020, g20.org/en/media/Documents/G20_Extraordinary%20G20%20Leaders%E2%80%99%20Summit_Statement_EN%20(3).pdf.
12. Mike Stobbe, "Health official says US missed some chances to slow virus," *Associated Press*, May 1, 2020, apnews.com/a758f05f337736e93dd0c280deff9b10.
13. Gary P. Pisano, Raffaella Sadun, and Michele Zanini, "Lessons from Italy's response to coronavirus," *Harvard Business Review*, March 27, 2020, hbr.org/2020/03/lessons-from-italys-response-to-coronavirus.
14. Adam Tooze, "How coronavirus almost brought down the global financial system," *Guardian*, April 14, 2020, www.theguardian.com/business/2020/apr/14/how-coronavirus-almost-brought-down-the-global-financial-system.
15. Christopher J. Fettweis, "Unipolarity, hegemony, and the new peace," *Security Studies* 26, no. 3 (August 2017): 423–51, doi.org/10.1080/09636412.2017.1306394
.
16. Lawrence Gostin and Sarah Wet-ter, "Two legal experts explain why the U.S. should not pull funding from the WHO amid COVID-19 pandemic."
17. BBC, "Coronavirus: lack of co-ordina-tion let virus spread—UN's Guterres."
18. Debora MacKenzie, "World must get ready now for the next big health threat."
19. Anne-Marie Slaughter, *The Chessboard and the Web: Strategies of Connection in a Networked World* (New Haven, CT: Yale UP, 2017).
20. Bill Gates, "Bill Gates on how to fight future pandemics," The Economist, April 23, 2020, www.economist.com/by-invitation/2020/04/23/bill-gates-on-how-to-fight-future-pandemics.
21. Debora MacKenzie, "US may respond after chemical weapons attack in Syria," *New Scientist*, April 11, 2018, www.newscientist.com/article/mg23831733-600-us-may-respond-after-chemical-weapons-attack-in-syria.
22. Organisation for the Prohibition of Chemical Weapons, "Chemical Weapons

Convention," September 27, 2005 (revised), www.opcw.org/chemical-weapons-convention.
23. Jonathan B. Tucker, "The chemical weapons convention: has it enhanced U.S. security?" *Arms Control Today*, April 2001, www.armscontrol.org/act/2001-04/features/chemical-weapons-convention-enhanced-us-security.
24. World Health Organization, "Global Polio Eradication Initiative," polioeradication.org.
25. Debora MacKenzie, "The great flu cover-up," *New Scientist*, January 31, 2004, www.newscientist.com/article/mg18124320-200-the-great-flu-cover-up.
26. Debora MacKenzie, "Chasing deadly viruses for a living," *New Scientist*, July 4, 2012, www.newscientist.com/article/mg21528722-100-chasing-deadly-viruses-for-a-living.
27. António Guterres, "Secretary-General's remarks at G-20 virtual summit on the COVID-19 pandemic," United Nations, March 26, 2020, www.un.org/sg/en/content/sg/statement/2020-03-26/secretary-generals-remarks-g-20-virtual-summit-the-covid-19-pandemic.
28. Tim Walker, Twitter Post, March 28, 2020, 2:03 PM, twitter.com/ThatTimWalker/status/1243961867116204032.
29. Maitreesh Ghatak, Xavier Jaravel, and Jonathan Weigel, "The world has a $2.5 trillion problem. Here's how to solve it," New York Times, April 20, 2020, www.nytimes.com/2020/04/20/opinion/coronavirus-economy-bailout.html.
30. Mark Schaller, "The behavioural immune system and the psychology of human sociality," *Philosophical Transactions of the Royal Society B: Biological Sciences* 366, no. 1583 (Decem-ber 2011): 3418–26, doi.org/10.1098/rstb.2011.0029.
31. Kathleen McAuliffe, "Liberals and con-servatives react in wildly different ways to repulsive pictures," *The Atlantic*, March 2019, www.theatlantic.com/magazine/archive/2019/03/the-yuck-factor/580465.
32. Corinne J. Brenner and Yoel Inbar, "Disgust sensitivity predicts political ideology and policy attitudes in the Netherlands," *European Journal of Social Psychology* 45, no. 1 (November 2014): 27–38, doi.org/10.1002/ejsp.2072.
33. Corey L. Fincher, et al., "Pathogen prevalence predicts human cross-cultural variability in individualism/collectivism," *Proceedings of the Royal Society B: Biological Sciences* 275, no. 1640 (February 2008): 1279–85, doi.org/10.1098/rspb.2008.0094.
34. Debora MacKenzie, "How your personality predicts your attitudes towards Brexit," *New Scientist*, July 9, 2018, www.newscientist.com/article/2173681-how-your-personality-predicts-your-attitudes-toswards-brexit.
35. Leor Zmigrod, et al., "The psychological and socio-political consequences of infectious diseases," *PxyArXiv Pre-prints* (April 11, 2020), doi.org/10.31234/osf.io/84qcm.
36. Alec T. Beall, et al., "Infections and elections." *Psychological Science* 27, no. 5 (March 14, 2016): 595–605. doi.org/10.1177/0956797616628861.
37. Arnstein Aassve, Guido Alfani, Fran-cesco Gandolfi, and Marco Le Moglie, "Pandemics and social capital: from the Spanish flu of 1918-19 to COVID-19," *VoxEU*, March 22, 2020, voxeu.org/article/pandemics-and-social-capital.
38. Philip Bump, "Donald Trump's lengthy and curious defense of his immigrant comments, annotated," *Washington Post*, July 6, 2015, www.washingtonpost.com/news/the-fix/wp/2015/07/06/donald-trumps-lengthy-and-curious-defense-of-his-immigrant-comments-annotated.
39. Tierra Smiley Evans, et al., "Synergistic China–US ecological research is essential for global emerging infectious disease preparedness," *EcoHealth* 17, no. 1 (March 2020): 160–73, doi.org/10.1007/s10393-020-01471-2.

40. Rebecca Solnit, *A Paradise Built in Hell* (New York, NY: Viking, 2009).
41. Steven Lee Myers, "China spins tale that the U.S. Army started the coronavirus epidemic," *New York Times*, March 13, 2020, www.nytimes.com/2020/03/13/world/asia/coronavirus-china-conspiracy-theory.html.
42. Marc A. Thiessen, "China should be legally liable for the pandemic damage it has done," *Washington Post*, April 9, 2020, www.washingtonpost.com/opinions/2020/04/09/china-should-be-legally-liable-pandemic-damage-it-has-done.
43. "Statement: Saving Lives in America, China, and Around the World," signed Madeleine Albright, et al., UC San Diego 21 Century China Center, April 3, 2020, china.ucsd.edu/_files/statement/covid-19-pandemic-statement.pdf.
44. Laurens Cerulus, "Ursula von der Leyen backs probe into how coronavirus emerged," *Politico EU*, May 1, 2020, politico.eu/article/von-der-leyen-backs-probe-into-how-coronavirus-emerged.
45. The version quoted here is a slightly refined version Farrar tweeted the day after the talk: Jeremy Farrar, Twitter Post, April 26, 2020, 6:26 AM, twitter.com/JeremyFarrar/status/1254356097470738432. For the original speech: Jeremy Farrar, "COVID-19 Update," Panel discussion, National Academy of Sciences 157th Annual Meeting, April 25, 2020, online, www.nasonline.org/about-nas/events/annual-meeting/nas157/covid19-update.html.

國家圖書館出版品預行編目資料

世紀病毒 COVID-19：不該爆發的全球大流行病，以及如何防止下一場浩劫
黛博拉．麥肯齊 Debora MacKenzie 著　謝佩妏、黃薇菁 譯
初版 .-- 臺北市：商周出版：家庭傳媒城邦分公司發行
2020.09　面；　公分
譯自：COVID-19: The Pandemic That Never Should Have Happened and How to Stop the Next One
ISBN 978-986-477-901-7（平裝）

1. 傳染性疾病防治　2. 病毒感染

412.471　　　　　　　　　　　109011807

世紀病毒 COVID-19

原文書名／COVID-19: The Pandemic That Never Should Have Happened and How to Stop the Next One
作　　者／黛博拉．麥肯齊Debora MacKenzie
譯　　者／謝佩妏、黃薇菁
責任編輯／陳玳妮
版　　權／黃淑敏、劉鎔慈

行銷業務／周丹蘋、黃崇華
總 編 輯／楊如玉
總 經 理／彭之琬
事業群總經理／黃淑貞
發 行 人／何飛鵬
法律顧問／元禾法律事務所 王子文律師
出　　版／商周出版　城邦文化事業股份有限公司
台北市中山區民生東路二段 141 號 4 樓
電話：(02) 25007008　傳眞：(02)25007759
E-mail：bwp.service@cite.com.tw
Blog：http://bwp25007008.pixnet.net/blog
發　　行／英屬蓋曼群島商家庭傳媒股份有限公司城邦分公司
台北市中山區民生東路二段 141 號 2 樓
書虫客服服務專線：(02)25007718；(02)25007719
服務時間：週一至週五上午 09:30-12:00；下午 13:30-17:00
24 小時傳眞專線：(02)25001990；(02)25001991
劃撥帳號：19863813；戶名：書虫股份有限公司
讀者服務信箱：service@readingclub.com.tw
歡迎光臨城邦讀書花園　網址：www.cite.com.tw
香港發行所／城邦（香港）出版集團有限公司
香港灣仔駱克道 193 號東超商業中心 1 樓
E-mail：hkcite@biznetvigator.com
電話：(852) 25086231　傳眞：(852) 25789337
馬新發行所／城邦（馬新）出版集團【Cite (M) Sdn. Bhd.】
41, Jalan Radin Anum, Bandar Baru Sri Petaling,
57000 Kuala Lumpur, Malaysia.
Tel: (603) 90578822　Fax: (603) 90576622
Email: cite@cite.com.my

封　　面／李東記
排　　版／極翔企業有限公司
印　　刷／韋懋實業有限公司
經 銷 商／聯合發行股份有限公司
電話：(02)2917-8022　傳眞：(02)2911-0053
地址：新北市 231 新店區寶橋路 235 巷 6 弄 6 號 2 樓

■ 2020 年 9 月 28 日初版
定價 450 元

Printed in Taiwan

城邦讀書花園
www.cite.com.tw

商周出版

廣　告　回　函
北區郵政管理登記證
北臺字第000791號
郵資已付，免貼郵票

104　台北市民生東路二段141號2樓

英屬蓋曼群島商家庭傳媒股份有限公司城邦分公司　收

請沿虛線對摺，謝謝！

商周出版

書號：**BU0163**　書名：世紀病毒COVID-19　編碼：

請於此處用膠水黏貼

商周出版

讀者回函卡

感謝您購買我們出版的書籍！請費心填寫此回函卡，我們將不定期寄上城邦集團最新的出版訊息。

不定期好禮相贈！
立即加入：商周出版
Facebook 粉絲團

姓名：＿＿＿＿＿＿＿＿＿＿＿＿＿＿＿＿　性別：□男　□女

生日：西元＿＿＿＿＿＿年＿＿＿＿＿＿月＿＿＿＿＿＿日

地址：＿＿＿＿＿＿＿＿＿＿＿＿＿＿＿＿＿＿＿＿

聯絡電話：＿＿＿＿＿＿＿＿＿＿　傳真：＿＿＿＿＿＿＿＿＿＿

E-mail ：

學歷：□ 1. 小學 □ 2. 國中 □ 3. 高中 □ 4. 大學 □ 5. 研究所以上

職業：□ 1. 學生 □ 2. 軍公教 □ 3. 服務 □ 4. 金融 □ 5. 製造 □ 6. 資訊
□ 7. 傳播 □ 8. 自由業 □ 9. 農漁牧 □ 10. 家管 □ 11. 退休
□ 12. 其他＿＿＿＿＿＿＿＿＿＿＿＿＿＿＿＿

您從何種方式得知本書消息？

□ 1. 書店 □ 2. 網路 □ 3. 報紙 □ 4. 雜誌 □ 5. 廣播 □ 6. 電視
□ 7. 親友推薦 □ 8. 其他＿＿＿＿＿＿＿＿＿＿

您通常以何種方式購書？

□ 1. 書店 □ 2. 網路 □ 3. 傳真訂購 □ 4. 郵局劃撥 □ 5. 其他＿＿＿＿

您喜歡閱讀那些類別的書籍？

□ 1. 財經商業 □ 2. 自然科學 □ 3. 歷史 □ 4. 法律 □ 5. 文學
□ 6. 休閒旅遊 □ 7. 小說 □ 8. 人物傳記 □ 9. 生活、勵志 □ 10. 其他

對我們的建議：＿＿＿＿＿＿＿＿＿＿＿＿＿＿＿＿＿＿＿＿
＿＿＿＿＿＿＿＿＿＿＿＿＿＿＿＿＿＿＿＿
＿＿＿＿＿＿＿＿＿＿＿＿＿＿＿＿＿＿＿＿

【為提供訂購、行銷、客戶管理或其他合於營業登記項目或章程所定業務之目的，城邦出版人集團（即英屬蓋曼群島商家庭傳媒（股）公司城邦分公司、城邦文化事業（股）公司），於本集團之營運期間及地區內，將以電郵、傳真、電話、簡訊、郵寄或其他公告方式利用您提供之資料（資料類別：C001、C002、C003、C011 等）。利用對象除本集團外，亦可能包括相關服務的協力機構。如您有依個資法第三條或其他需服務之處，得致電本公司客服中心電話 02-25007718 請求協助。相關資料如為非必要項目，不提供亦不影響您的權益。】

1.C001 辨識個人者：如消費者之姓名、地址、電話、電子郵件等資訊。
2.C002 辨識財務者：如信用卡或轉帳帳戶資訊。
3.C003 政府資料中之辨識者：如身分證字號或護照號碼（外國人）。
4.C011 個人描述：如性別、國籍、出生年月日。

請於此處用膠水黏貼